ESSAI SUR QUELQUES SOURCES

ET PLUS PARTICULIÈREMENT

SUR LES APPLICATIONS DE LA MÉDICATION COMBINÉE

DE

LABASSÈRE ET SALIES

A BAGNÈRES-DE-BIGORRE

Par J.-L. LAGLEIZE

DOCTEUR EN MÉDECINE

Fait ce que dois............

~~~~~~~~

MONTPELLIER

TYPOGRAPHIE ET LITHOGRAPHIE BOEHM ET FILS

IMPRIMEURS DE LA GAZETTE HEBDOMADAIRE DES SCIENCES MÉDICALES
ÉDITEURS DU MONTPELLIER MÉDICAL, DE LA REVUE DES SCIENCES NATURELLES.

1882

ESSAI SUR QUELQUES SOURCES

ET PLUS PARTICULIÈREMENT

SUR LES APPLICATIONS DE LA MÉDICATION COMBINÉE

DE

LABASSÈRE ET SALIES

A BAGNÈRES-DE-BIGORRE

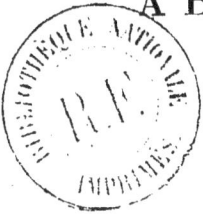

Par J.-L. LAGLEIZE

DOCTEUR EN MÉDECINE

Fait ce que dois............

MONTPELLIER
TYPOGRAPHIE ET LITHOGRAPHIE BOEHM ET FILS
IMPRIMEURS DE LA GAZETTE HEBDOMADAIRE DES SCIENCES MÉDICALES
ÉDITEURS DU MONTPELLIER MÉDICAL, DE LA REVUE DES SCIENCES NATURELLES.

1882

A MON PÈRE ET A MA MÈRE

A MA SŒUR

Témoignage de l'affection la plus vive, de la plus profonde reconnaissance.

I.-L. LAGLEIZE.

A MON ONCLE

Monsieur le Dr J. NOGUÈS

Professeur de clinique à l'École de Médecine de Toulouse.

> *Recevez ici l'expression de ma vive reconnaissance et de mon dévouement, pour l'intérêt que vous n'avez cessé de me porter et pour vos bonnes et utiles leçons.*

A MON ONCLE

BERNARD PÉRÈS

> *Témoignage affectueux.*

A LA MÉMOIRE DE MES ONCLES

SIMON, JOSEPH, LOUIS PÉRÈS

> *Souvenirs et regrets.*

A TOUS MES PARENTS

J.-L. LAGLEIZE.

A Monsieur le Professeur DUPRÉ

Sénateur des Hautes-Pyrénées.

A Monsieur GRASSET

Professeur de Thérapeutique.

A Monsieur BATLLE

Professeur Agrégé.

A Monsieur GAYRAUD

Professeur Agrégé.

A Monsieur TÉDENAT

Professeur Agrégé.

A Monsieur MAIRET

Professeur Agrégé.

A TOUS MES MAITRES

J.-L. LAGLEIZE.

A Monsieur l'Abbé LAGLEIZE

Chanoine à Aire-sur-l'Adour,
Auteur d'une Sténographie et d'un ouvrage de Philosophie.

Témoignage de ma gratitude.

A Monsieur le Dr CAISSO

A Monsieur P. de MAGNIN

A Monsieur Marcel PIET

Avocat.

Souvenir d'études.

A Monsieur l'Abbé DIMBARRE

A TOUS MES AMIS

J.-L. LAGLEIZE.

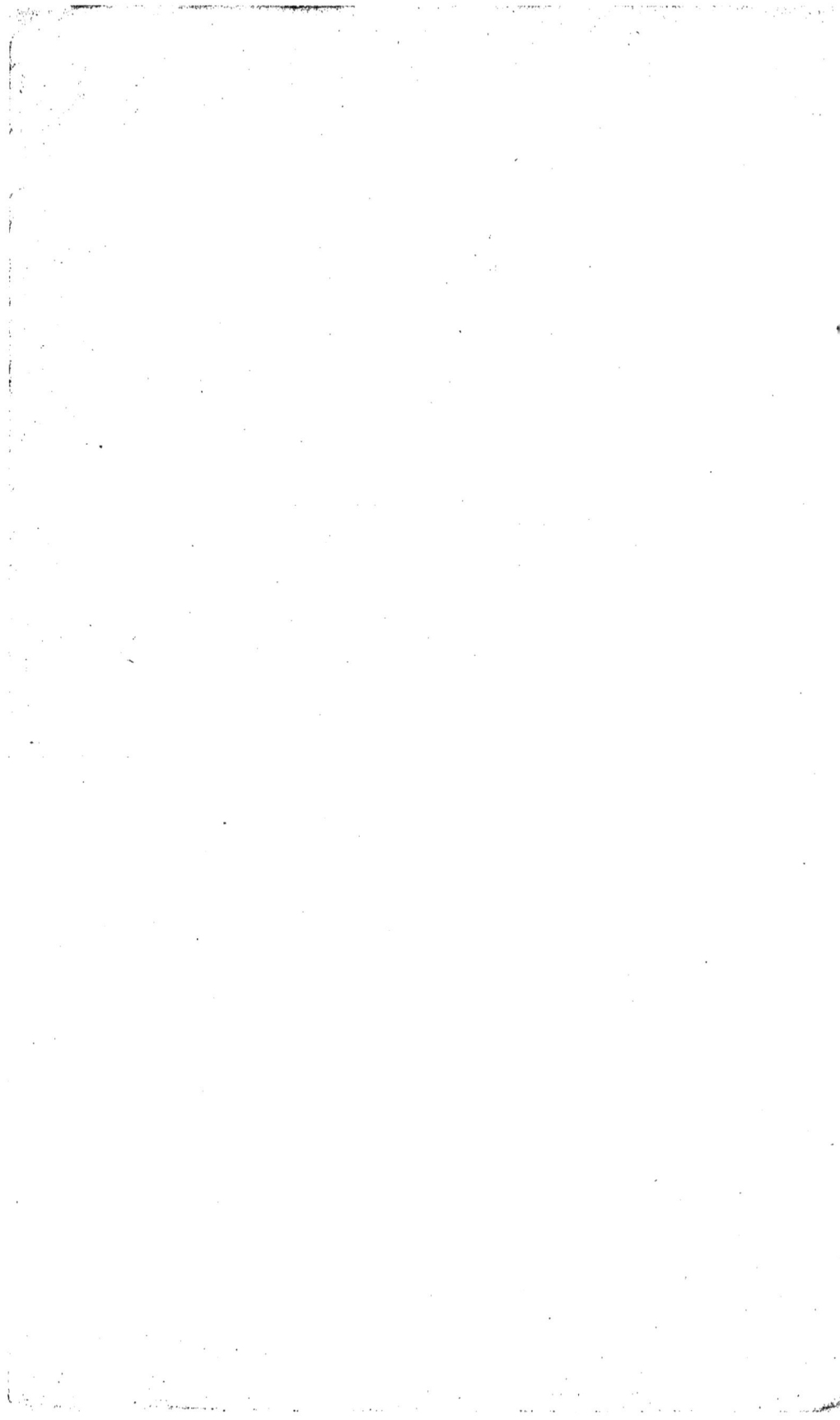

AVANT-PROPOS

En maniant avec habileté tous les modificateurs
qui se trouvent dans les établissements thermaux
où la nature prodigue ses trésors, on peut en
trouver qui s'accommodent sans efforts à tous les
besoins de l'organisme.

(Professeur BOYER.)

Cette pensée semble s'adresser plus particulièrement à Bagnères-de-Bigorre, dont les établissements hydrologiques peuvent devenir de vastes cliniques où l'on étudiera les affections les plus diverses, grâce à ses ressources hydrothérapiques variées.

Qu'il s'agisse de stimuler dans tel cas, de calmer dans tel sens, dans tels points, dans tels degrés, de produire des dérivations ou des révulsions, d'employer les altérants, les substitutifs, le praticien trouvera à Bagnères des moyens aussi nombreux que puissants qu'il pourra combiner dans de justes proportions. C'est là un point d'une grande importance, sur lequel les législateurs de l'Hydrologie se sont toujours appesantis.

Mais ce fait, si commun à Bagnères, où les diverses sources forment une sorte de gamme hydrologique, offre bien plus d'intérêt quand il s'agit de l'hydrothérapie combinée de Labassère et de Salies, l'une sulfureuse, l'autre arsenicale.

Les cures remarquables que produit leur emploi combiné prouvent chaque jour que le soufre et l'arsenic ne sont point des agents thérapeutiques rivaux, qu'ils ont des indications communes et spéciales dans le traitement d'une foule d'affections. Tous les résultats obtenus grâce à cette association sont si encourageants que nous ne saurions trop les vulgariser. Aussi en faisons-nous plus particulièrement le sujet de ce travail.

D'un autre côté, comme l'on fait de nos jours à l'arsenic une grande part dans l'action thérapeutique des eaux minérales, comme on trouve en certaines proportions dans quelques sources de Bagnères (Salut, Foulon, etc.) et en quantité plus notable encore dans l'eau de Salies, cette substance, qui seule puisse vraisemblablement nous expliquer l'action curative de cette source, en dehors des propriétés qu'elle tient de sa température, de son état d'eau et de sa minéralisation, nous insisterons davantage sur son étude.

Chemin faisant, nous aurons l'occasion de parler de plusieurs autres sources, de faire ressortir l'avantage que notre station retire de leur présence dans la même localité. On sait, en effet, que toutes les maladies chroniques relèvent d'une thérapeutique multiple ; que le fer, l'arsenic, le soufre, les sels de chaux, etc., sont éminemment propres à les combattre ; tout autant d'agents que Bagnères possède au plus haut degré, sans parler de l'influence favorable de son climat,

Depuis longtemps nous songeons à faire sur les eaux de Bagnères-de-Bigorre un travail plus considérable, pour lequel M. le professeur Boyer nous a promis de nous prêter son précieux concours. La Dissertation inaugurale que nous présentons aujourd'hui n'en offre qu'une légère esquisse.

Dans le livre plus étendu dont nous nous occuperons, nous suivrons le plan indiqué par ce Professeur dans son analyse des Études du Dr Vidal sur les eaux thermales de Montbrun.

Nous aurons à passer en revue :

1° L'action propre des eaux qui se trouvent à Bigorre ;

2° L'action propre de la thermalité ;

3° L'action du mode balnéaire (bains généraux, demi-bains, bains de siège, etc.);

4° L'action des divers genres d'application des douches (en arrosoir, à plein jet, etc.), des vapeurs (humides ou sèches), des injections, des inhalations, des pulvérisations ;

5° L'action de certains éléments que l'on peut extraire de ces eaux (acides sulfhydrique, carbonique, azote, arsenic), et des modes variés de leur emploi ;

6° L'action des circonstances hygiéniques de la station ;

7° L'action de quelques avantages particuliers (plantes balsamiques, émollientes, des conifères, du lait, du petit-lait, etc.);

Nous y joindrons la connaissance de l'eau hydrothérapique à l'eau commune tout entière.

La classification des méthodes thérapeutiques de Barthez, perfectionnées par le professeur Boyer, sera appliquée aux traitements hydriatiques : méthodes naturelles (aider les efforts de la nature); méthodes analytiques (combattre les éléments morbides constituant la maladie); méthodes empiriques (fournies par les enseignements cliniques et divisées en imitatrices, perturbatrices et spécifiques).

—————

HISTORIQUE DE SALIES.

La source de Salies, qu'il ne faut pas confondre avec deux autres sources portant la même dénomination et situées, l'une dans la Haute-Garonne, l'autre dans les Basses-Pyrénées, est aujourd'hui une des plus précieuses et des plus fréquentées de Bagnères-de-Bigorre. Depuis quelques années, elle semble avoir attiré plus particulièrement l'attention des chimistes et des médecins. Mais, bien longtemps avant que la chimie eût expliqué ses propriétés thérapeutiques, elle jouissait déjà d'une certaine renommée.

Les Romains en connaissaient toute la valeur ; les fouilles pratiquées pour asseoir les fondements de l'établissement thermal de la ville, ont mis à découvert plusieurs piscines, des débris de colonnes, des revêtements de marbre, d'élégantes corniches de marbre blanc d'Italie. Et cependant, pour les transporter jusqu'au pied des montagnes de cette partie sauvage de la Gaule, on conçoit combien de difficultés ils eurent à surmonter ! Mais ils attachaient d'autant plus de prix à cette source qu'elle guérissait les blessures que leurs soldats recevaient sur les champs de bataille ; cela n'a rien d'étonnant, lorsqu'on connaît les merveilleux résultats qu'elle produit sur les plaies et sur les blessures les plus étendues.

Sa renommée fut un moment obscurcie au milieu de la tourmente des invasions barbares ; ce ne fut que plus tard, après la réunion du Comté à la Navarre, que l'empirisme, comme pour tous les remèdes laissés entre les mains du peuple, précéda la science et lui apprit les bienfaits de cette eau. Les malades y trouvaient, par le seul effet de simples ablutions, la guérison d'ulcères invétérés qu'ils désespéraient de voir disparaître. Les vétérinaires obtenaient des résultats inespérés sur des chevaux atteints d'affections des voies respiratoires, etc... Tous ces succès, constatés depuis des siècles, devenaient de plus en plus manifestes... et les malades recouraient, comme par un sentiment instinctif, à cette eau réputée si salutaire. C'est seulement très tard que, forts de ces résultats devenus populaires, les médecins ont étudié de plus près la vertu curative de Salies.

Des analyses furent alors entreprises, mais on était loin de soupçonner encore la présence de l'arsenic. Le Dr Rousse citait plusieurs exemples de phthisie améliorés par cette eau et attribuait ces succès aux sels de chaux qu'elle contient. On le voit, on avait été frappé par ces cures remarquables bien longtemps avant la découverte de l'arsenic dans cette source, par MM. Isambert et de Lagarde. Leurs analyses n'ont fait que rendre compte de ses propriétés thérapeutiques par la détermination précise de ses principes minéralisateurs.

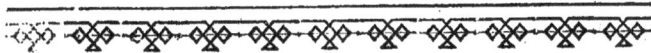

ESSAI SUR QUELQUES SOURCES

ET PLUS PARTICULIÈREMENT

SUR LES APPLICATIONS DE LA MÉDICATION COMBINÉE

DE

LABASSÈRE ET SALIES

A BAGNÈRES-DE-BIGORRE

CHAPITTRE PREMIER.

CLIMAT.

Bagnères-de-Bigorre, chef-lieu d'arrondissement des Hautes-Pyrénées, est une petite ville de 10,000 âmes environ, située au pied du revers occidental de la première chaîne des Pyrénées. Sa situation entre la plaine de Tarbes, d'un côté, et la vallée de Campan, de l'autre; le voisinage des montagnes, qui ne la rendent accessible qu'au vent du nord, lequel vient tempérer les chaleurs de l'été, en font une station thermale très-recherchée. Nous verrons en effet que toutes les conditions semblent réunies pour constituer un bon climat, et l'on peut dire que Bagnères est non-seulement une station hydro-thermale, mais qu'elle est aussi un véritable refuge d'été, dans lequel malades

2

et valétudinaires peuvent éviter avec grand profit les chaleurs, quelquefois suffocantes dans certaines régions du Midi. Son altitude est de 560 mètres au-dessus de la mer. Nous allons successivement étudier les différents éléments de ce climat, nous basant, pour faire cette étude, sur la définition de Humboldt : « Le climat, dit-il, est l'ensemble des variations atmosphériques qui affectent les organes d'une manière sensible : la température, l'humidité, les changements de la pression barométrique, le calme de l'atmosphère, les vents, la tension plus ou moins forte de l'électricité atmosphérique, la pureté de l'air ou la présence de miasmes délétères ».

1° *Température*. — La température moyenne de la belle saison, d'après les observations prises par M. Ganderax père pendant trois années consécutives, est de 14°,7.

De son côté, M. Ch. Ganderax a fait un relevé des moyennes de chaleur mensuelle pendant dix années de suite. Voici le résultat auquel il est parvenu :

Janvier	4°c 44		Juillet	18°c 61
Février	6 23		Août	18 33
Mars	9 22		Septembre	16 »
Avril	11 61		Octobre	13 »
Mai	14 »		Novembre	7 72
Juin	16 33		Décembre	5 72

Dans ces mêmes conditions, la température moyenne de toute l'année est de 11°,68.

Il résulte en outre, des recherches et des observations recueillies par MM. Ganderax, que les températures saisonnières offrent entre elles peu de variabilité, et que la température moyenne d'un mois à l'autre ne diffère que de deux degrés, rarement de trois. Cette température est même égale en juillet et en août. Or, on sait que les affections aiguës de la poitrine dominent là où les saisons de transition sont brusques. Sous ce point de vue, d'après ce que nous venons de dire, le climat de Bagnères est favorable à la cure des maladies qui se sont développées dans des régions où domine surtout l'instabilité thermique, et où l'on observe de brusques variations de température.

Pluie. — Les pluies ne sont pas très fréquentes, excepté aux mois de mai et de novembre. Quelquefois, vers la fin de septembre, surviennent des pluies passagères ; mais l'automne est en général assez sec.

Vents. — Ce sont les vents du nord-ouest et du sud-est qui dominent à Bagnères. Le sud-est est sec et tiède, parce qu'il vient des régions chaudes de l'Afrique. Quant au vent du nord-ouest, il est un peu plus humide, parce qu'il arrive chargé des vapeurs de l'Océan.

État tellurique. — Le sol est plus spécialement sablonneux et calcaire. Une végétation abondante le recouvre, laquelle détruit l'effet des rochers granitiques qui entourent la ville et présentent une surface considérable.

État ozonique. — L'air renferme de l'ozone en quantité assez considérable. Les expériences de Schonbein montrent quel rôle important joue ce corps au point de vue de l'assainissement de l'air, en favorisant une combustion plus complète des matières organiques. Dans nos régions, l'ozone prend sa source, d'abord dans les phénomènes électriques qui se passent dans l'air, puis et surtout dans la végétation, qui acquiert d'énormes proportions sur toute l'étendue de la vallée. On sait, en effet, que d'immenses forêts de pins et de chênes environnent cette localité. Il en résulte une stimulation incessante et salutaire sur les fonctions nutritives. On s'expliquera de même cette exagération de l'appétit, cette perfection du travail nutritif, au lieu de cette langueur et de cette atonie si fréquentes dans certaines villes.

Nous ajouterons, en nous résumant, que chaque climat de localité donne à ceux qui l'habitent une formule spéciale de constitution, d'immunité ou de proclivité et de résistance. Il y a donc des climats de prophylaxie, et celui de Bagnères, par son altitude, sa stabilité thermique, en raison des conditions que nous venons d'énumérer, peut être désigné avec juste raison sous le nom de climat de prophylaxie.

La scrofule, le lymphatisme, si fréquents dans les villes, sont rares dans la vallée de Bagnères. Les épidémies n'y acquièrent jamais un caractère de grande gravité et disparaissent toujours assez rapidement. Les affections aiguës de la poitrine, inévitables d'une façon absolue, y sont cependant moins fréquentes. Il en est de même du rhumatisme, de la goutte, dont on n'observe que quelques cas isolés et qui n'affectent jamais un caractère spécial d'endémicité. La phthisie est loin d'être aussi fréquente que dans la plupart des villes. Depuis les recherches du Dr Schepp, qui démontrent sa rareté à certaines altitudes, on admet communément que les hauteurs prémunissent contre la phthisie quand elles offrent d'autres caractères que nous avons énumérés plus haut. Enfin, comme conséquence de ces conditions favorables, la durée moyenne de la vie humaine paraît être augmentée ; les cas de longévité, exceptionnels dans les villes, sont fréquents dans cette vallée, — et cela tient évidemment, non-seulement au meilleur air qu'on y respire, mais encore à la vie plus sobre et moins agitée qu'on y mène.

CHAPITRE II.

CLASSIFICATION DES EAUX DE BAGNÈRES.

Trois groupes bien tranchés d'eaux minérales constituent la médication de la station thermale de Bagnères :

A. — Sources salines, sulfatées, arsenicales, thermales.
B. — La source sulfureuse de Labassère.
C. — Les eaux ferrugineuses.

Il faut y ajouter la source hydrothérapique de la Sarre, qui alimente huit grandes salles de douches.

Nous ne nous occuperons pas du groupe des sources ferrugineuses ; nous aurons l'occasion, chemin faisant, de parler des sources salines-sulfatées arsenicales. Mais, comme elles sont en grand nombre, nous étudierons plus spécialement la source de Salies, qui est la plus riche en arsenic, dont la température est plus élevée, et dont le débit est plus considérable. Néanmoins, lorsque nous étudierons le mode d'action, les applications thérapeutiques de cette source, nous montrerons que, dans la plupart des cas, pour instituer un traitement complet, le praticien doit avoir recours à la médication sulfureuse. Sous ce point de vue, nous aurons à nous occuper de la source de Labassère au même titre que de la source de Salies, leur médication étant souvent combinée et s'adressant ordinairement aux mêmes affections. Néanmoins, comme les effets physiologiques, les caractères physiques et chimiques de l'eau de Labassère ont été l'objet d'un travail spécial de M. Cazalas, nous nous bornerons à étudier plus loin ses applications thérapeutiques, comparativement à celles de Salies. Pour le moment, nous ferons l'étude des caractères chimiques et physiques de la source de Salies, de sa provenance géologique, de sa minéralisation, de ses effets physiologiques, etc., etc.

§ 1er.

PROPRIÉTÉS PHYSIQUES ET CHIMIQUES DES EAUX DE SALIES.

> Moins d'un millième de substance ajoutée
> ou soustraite dans une composition y
> produit des changements de propriétés
> notables   (GUYTON DE MORVEAU).

Les analyses ayant pour but la recherche des principes contenus dans les eaux de la source de Salies datent de la fin du xviie siècle. En 1777, Raulin et Montaut, sur l'ordre du gouvernement, se rendirent à Bagnères pour faire des recherches sur la constitution et la température des eaux thermales. Déjà, en 1760, d'Arquier avait publié un mémoire sous le titre : *Observation générale des degrés de chaleur des différentes sources de Bagnères.*

Ces savants, dont les études portèrent sur toutes les sources, avaient constaté d'une façon générale la nature alcaline, ferrugineuse, spiritueuse, de ces eaux. « Elles contiennent, disaient-ils, de la sélénite, un vrai sel d'Epson, un peu de terre calcaire et du sel marin. Malgré ces travaux, il faut arriver en 1827 pour trouver, avec les analyses faites par MM. Ganderax et Rosière, une vue d'ensemble sur les eaux salines sulfatées calciques.

Vingt ans après, MM. O. Henry, Latour de Trie et Lemonnier donnent l'analyse des sources ferrugineuses. Nous passerons sous silence les recherches de MM. Poggiale et Filhol sur l'eau sulfureuse de Labassère, faite en 1850.

Mais dès 1868, l'attention de M. le Dr de Lagarde avait été éveillée sur quelques propriétés médicales spéciales des eaux salines-sulfatées calciques de Bagnères. Dans le but et dans l'espoir de découvrir un principe nouveau qui avait échappé aux premiers observateurs, M. de Lagarde entreprit, en collaboration avec MM. Malapert et Guitteau, professeurs à l'École de médecine de Poitiers, et plus tard avec M. Isambert, professeur de chimie à la Faculté des Sciences de la même ville, une série de de recherches ayant pour objet le dosage de certains éléments des eaux que nous venons d'indiquer.

La source de Salies, précisément à cause des raisons qui nous là font aujourd'hui considérer comme le type des eaux salines arsenicales de Bagnères, fut une des premières qui attira l'attention de M. de Lagarde, et le résultat auquel ses recherches aboutirent fut que cette source contenait une quantité d'arsenic telle, qu'on pouvait la considérer comme une dose médicinale.

L'importance de ce résultat est, à notre point de vue, si considérable que nous ne croyons pas pouvoir passer sous silence le détail des travaux de MM. de Lagarde et Isambert. Nous résumerons d'ailleurs autant que possible les procédés dont il s'est servi.

Dans une première série d'expériences, M. de Lagarde se borna à poursuivre la recherche de l'arsenic en prenant les précautions les plus minutieuses. « Il évapora à siccité 18 litres d'eau additionnés de 50 gram. de soude caustique. Le résidu fut introduit dans un apppareil à hydrogène fonctionnant avec de l'acide sulfurique pur, de manière à obtenir de l'hydrogène arsénié. Le gaz passa pendant plusieurs heures à travers de l'acide nitrique pur. Dans le cas où il serait imprégné d'hydrogène arsénié, il devait fixer de l'acide arsénique dans l'acide nitrique.

» Une partie de cet acide azotique fut évaporée à sec, neutralisée par l'ammoniaque, desséchée, puis traitée par l'azotate d'argent. Dans ces conditions, M. de Lagarde obtint avec l'appareil de Marsh une coloration rouge-brique bien visible, due à l'arséniate d'argent qui s'était formé. »

Mais il ne suffisait pas d'avoir découvert la présence de l'arsenic dans la source de Salies ; une partie de la tâche restait encore à accomplir : nous voulons parler du dosage même de l'arsenic.

M. de Lagarde entreprit une deuxième série d'expériences. De nouveau 18 litres d'eau de Salies, additionnés de 50 gram. de soude, furent évaporés à siccité. En présence du volume assez considérable du résidu, M. de Lagarde pensa que le procédé dont il s'était servi pour déceler la présence de l'arsenic devenait insuffisant et pouvait n'être pas assez rigoureux. L'emploi de l'appareil de Marsh, avec acide azotique, dans un tube à boules pour retenir l'arsenic, pouvait être une cause d'erreur. Il était à craindre en effet qu'une portion de l'arsenic ne pût être englobée par le précipité qui se forme au fond du flacon. Pour éviter cette cause d'erreur, le résidu fut lavé à plusieurs reprises avec de l'eau acidulée par l'acide chlorhydrique pur, puis précipité, à une douce température, par l'hydrogène sulfuré. Le dépôt ainsi obtenu était peu volumineux, présentait une couleur jaunâtre, et était constitué par du sulfure d'arsenic mélangé de soufre.

Ce dépôt, lavé et traité par l'acide chlorhydrique, fut oxydé par quelques cristaux de chlorate de potasse. La liqueur, étendue alors d'un peu d'eau, fut neutralisée par l'ammoniaque et filtrée, de sorte que l'on se trouva en présence d'une solution alcaline renfermant de l'arséniate d'ammoniaque, solution à laquelle furent ajoutées quelques gouttes d'une solution ammoniacale d'azotate de magnésie.

Quelques jours après, M. de Lagarde put constater sur les parois du vase, et à la surface du liquide, des cristaux transparents, brillants, d'arséniate ammoniaco-magnésien.

Le précipité, recueilli sur un filtre taré, lui donna, après lavage et dessiccation à 100 degrés, un poids de 18 milligram. d'arséniate ammoniaco-magnésien, renfermant 69 0/0 d'acide arsénique, c'est à dire $12^{mm},42$.

Dans ces eaux alcalines, si l'on traduit en arséniate de soude cette quantité d'arsenic ainsi obtenue, on trouve pour résultat, par litre d'eau : $0^{gr},0023$; formule : $2NaO, HOASO^5 + 24HO$.

La source de Salies contient donc près de 2 milligram. 1|2 d'arséniate de soude par litre d'eau.

La présence de l'arsenic est donc incontestable dans l'eau de Salies. M. Le Bret, dans son *Manuel médical des Eaux minérales*, Paris, 1874, met en relief l'importance que l'arsenic confère à certaines sources de Bagnères ; puis il ajoute : « M. Lefort, ayant eu l'occasion de doser l'arsenic dans les eaux puisées aux mêmes endroits que celles qui avaient servi aux expériences de MM. de Lagarde et Isambert, déclare n'avoir pas trouvé une proportion aussi considérable d'arséniate, etc. ».

Quand il s'agit du dosage d'un corps tel que l'arsenic, dosage qui offre de si grandes difficultés, et de la détermination de poids aussi faibles, il nous semble qu'il n'y a pas à tenir un compte exagéré des différences que les analyses pratiquées par certains observateurs peuvent fournir. M. Lefort ajoute du reste : « Comme mes devanciers, j'ai bien constaté que les eaux de ces sources renfermaient de l'arsenic, mais non en quantité telle qu'on puisse les ranger, chimiquement parlant, parmi les eaux franchement arsenicales, telles que celles de la Bourboule. » Mais M. de Lagarde n'a jamais eu la pensée de comparer les proportions d'arsenic de l'eau de Salies à celles de la Bourboule ; et puis, pour M. Lefort, une eau, pour être *franchement arsenicale,* doit posséder une quantité d'arsenic égale à celle de la Bourboule ? Tout au plus M. de Lagarde lui assigne-t-il une place à côté du Mont-Dore. Quant à nous, nous considérons cette différence comme tournant au profit des médications qui se poursuivent à Bagnères, attendu que cette médication est l'opposé de celle de la Bourboule. M. Lefort a oublié de faire la part du chlorure de sodium et du bicarbonate, que renferment les eaux de La Bourboule en très fortes proportions, substances qui enveloppent l'arsenic, modifient son action ; tandis que dans l'eau de Salies, à cause de

sa faible minéralisation, l'arsenic ressort d'une manière bien dé·
terminée.

Nous regrettons que M. Lefort n'ait pas encore entrepris, avec
les diverses sources de Bagnères-de-Bigorre, des dosages nouveaux et qu'il ne nous ait pas livré son appréciation définitive,
comme il s'était réservé de le faire. Nous opposerons à la critique de M. Lefort l'opinion de M. Mialhe : « Il suffit, dans la pratique, de savoir que telle ou telle eau est arsenicale».

Du reste, M. Lefort, qui a repris également, après Thénard,
l'étude des eaux du Mont-Dore au point de vue de l'arsenic, a
trouvé beaucoup moins de cette substance que ce dernier.

Mais ne voit-on pas tous les jours des eaux très peu minéralisées être très actives? Est-ce que Pougues, Royat, Capvern,
eaux médiocrement minéralisées, n'ont pas une action incontestable?

La minéralisation de Plombières ne dépasse pas 0,25 à 0,29 c.;
celle de Gastein, qui se fait sentir d'une façon si énergique chez
les vieillards, atteint à peine 0,12 cent. Cette pensée a fait dire
à M. Labat : « Beaucoup d'eaux thermales ont les vertus de
Plombières sans renfermer d'arsenic, et beaucoup d'autres renferment de l'arsenic sans avoir les vertus de Plombières ».

Nous pouvons ajouter que Plombières renferme de l'arsenic
sans avoir les propriétés de Salies.

§ 2.

ORIGINE GÉOLOGIQUE.

Quelle est la cause de la minéralisation arsenicale des eaux de
Salies? Le griffon de cette source, qui est à 51°, est l'ouverture
même du sommet d'un dick d'ophite. De là, des failles et des
fissures qui ont été rapidement envahies par des émanations
ophitiques, et qui ont livré passage, au travers des couches créta-
cées et jurassiques, à l'éruption de cette source.

Or l'ophite, roche congénère des sources chaudes, contient très vraisemblablement de l'arsenic.

On trouve aussi sur le mont Olivet, à la base duquel les eaux salines-sulfatées arsenicales jaillissent en grand nombre, du fer oligiste et des pyrites qui doivent posséder de l'arsenic, puisque les sources ferrugineuses froides qui sourdent non loin de là en contiennent. M. Frossard, géologue distingué, a constaté la présence d'un filon très considérable de sulfo-arséniure de fer, mis récemment à découvert dans les flancs du pic d'Arbison, montagne rapprochée de Bagnères et formée de roches de l'époque cambrienne.

Il est donc admissible que l'eau de la source de Salies puise sa minéralisation arsenicale dans les émanations d'ophites qui en étaient imprégnées, ou bien dans les roches, très dépourvues en éléments métalliques, qu'elle traverse.

TABLEAU I. — **Analyses.**

Analyse de l'eau sulfureuse de Labassère.		Analyse de l'eau arsenicale de Salies.	
Carbonate de soude......	0,0232	Sulfate de chaux........	1,7352
Sulfure de sodium.......	0,0464	— magnésie.....	0,3721
— fer..........		— soude........	0,0399
— cuivre.......	traces.	— potasse.......	traces.
— manganèse....		Chlorure de sodium......	0,2120
Sulfate de soude.........		Carbonate de chaux......	0,0580
— potasse.......	traces.	— magnésie...	0,0034
— chaux........		— fer........	0,0011
Chlorure de sodium......	0,2058	— manganèse .	traces.
— potassium....	0,0036	Fluorure de calcium.....	
Silicate de chaux........	0,0452	Phosphate de chaux.....	traces .
— alumine......	0,0007	Matières organiques.....	
— magnésie.....	0,0096	Silicate de chaux........	0,1377
Alumine.................	0,0019	(FILHOL.)	
Iode.................	traces.	Arséniate de soude.......	0,0015
Matière organisée........	0,1450	(D'après MM. de LAGARDE et ISAMBERT.)	

§ 3.

CARACTÈRES PHYSIQUES ET CHIMIQUES.

1° PHYSIQUES. — L'eau de la source de Salies est limpide et transparente. Au niveau de son point d'émergence et à sa température naturelle, cette eau est inodore ; mais lorsqu'on la chauffe artificiellement au degré d'ébullition, elle répand une odeur toute spéciale qui ne ressemble point à celle de l'hydrogène sulfuré, et par conséquent sert à établir une différence entre elle et les eaux sulfureuses. Il se forme en même temps, à la surface du liquide, une couche de matière cristalline qui, de transparente, devient opaque au bout de quelques instants. Cette matière ne tarde pas à se précipiter au fond du vase, et communique aux couches inférieures du liquide une teinte laiteuse qui n'est pas uniforme et qui présente en certaines proportions des flocons rougeâtres. La saveur de l'eau de Salies est fade, amère, styptique. Certaines personnes ont pu comparer la sensation qu'elles éprouvent à celle qui est fournie par une faible solution d'alun. De même que l'odeur, la saveur est modifiée par l'ébullition, qui développe un goût d'amertume et de salé fortement prononcé. Quand on examine les conduits et les réservoirs qu'elle parcourt ou qui la contiennent, on les trouve tapissés d'un sédiment ocreux ; il n'est pas rare de constater sur les parois du réservoir au contact desquelles l'eau perd de sa chaleur, des conferves verdâtres, véritables productions organiques ayant l'aspect de tubes membraneux et vésiculeux, appartenant à la division des cryptogames.

La température de l'eau de Salies est de 51°,30; son débit, de 245,000 litres par jour.

Elle se conserve en bouteille, à la condition toutefois que les parois ne contiennent aucun débris de matières végétales ou animales, ce qui la rendrait sulfureuse par la réduction chimique des sulfates qu'elle renferme.

2° CHIMIQUES. — L'eau de Salies a une réaction alcaline ; elle ramène au bleu léger la teinture de tournesol rougie par un acide.

Le résidu fourni par l'évaporation d'un kilogramme d'eau est de 2^{gr},56 ; on y trouve outre l'arséniate de soude, qui forme sa caractéristique :

1° Des chlorures (de sodium, magnésium);

2° Des sulfates (de chaux, de magnésie, de soude);

3° Des bicarbonates (de chaux, de fer, de magnésie);

4° Du silicate (de chaux);

5° Des traces de lithine, de manganèse, de cuivre, de fluorure de calcium, de phosphates et de matières organiques.

La source de Salies avait été longtemps placée par les auteurs dans la classe des eaux salines, et, en considérant le tableau ci-dessus, on comprend aisément que, par l'importance relative de leur poids, les sulfates de chaux et de magnésie aient servi de base à sa classification.

Afin de nous rendre un compte exact des résultats fournis par la médication hydro-minérale, nous allons successivement examiner l'action physiologique de chacun des groupes des substances qui entrent dans la minéralisation de l'eau de Salies. Sous ce point de vue, nous aurons à parler : 1° de l'action des sulfates ; 2° de l'action des chlorures ; 3° des bicarbonates ; 4° de l'arsenic.

1° *Sulfates*. — Il est bien rare que les eaux minérales, à quelque classe qu'elles appartiennent, ne contiennent pas de l'acide sulfurique, ou mieux des sulfates ; et ce fait n'a rien d'étonnant si l'on songe que les sulfates alcalins et terreux font partie de toutes les formations géologiques. Nous avons déjà dit plus haut

qu'en raison relative de leur poids, les sulfates calciques et magnésiens avaient servi de base pour la classification de l'eau de
Salies. Au bout de quelque temps ou dès le début, les sulfates
surtout confèrent à cette eau une qualité légèrement laxative et
diurétique ; les autres éléments, l'arsenic surtout, agissent en
outre comme altérants et reconstituants. L'augmentation des
excrétions et des sécrétions est due en majeure partie aux sulfates. Nous pensons qu'il est inutile ici de rapporter les diverses
théories qui ont été successivement émises et défendues au sujet
des solutions salines introduites dans l'intestin ; il est possible
qu'une partie du moins de cette solution pénètre dans le sang
et, en s'éliminant par les urines, devient diurétique. Il s'établit,
d'autre part, entre la surface intestinale et l'intérieur des vaisseaux, un courant exosmotique sécrétoire, séreux, qui détermine
une modification puissante des fonctions digestives.

2o *Chlorures.*—La présence, dans les eaux minérales, de chlorures de sodium et de magnésium, constitue les éléments d'une
médication reconstituante, c'est-à-dire que ces chlorures agissent
à la manière d'agents toniques et stimulants à la fois sur
les surfaces digestives et cutanées, et semblent poursuivre une
action analogue jusque sur les phénomènes les plus intimes de
l'assimilation. Le chlorure de sodium est absorbé rapidement,
une fois introduit dans le tube digestif. On en trouve des traces
dans les urines quelques moments après son ingestion ; mais son
élimination n'est jamais complète. Il n'y a que l'excès sur la
quantité contenue normalement dans le sang qui s'élimine
par les reins et les glandes sudoripares ; c'est en vertu sans doute
de cette rapidité avec laquelle il est absorbé et éliminé, que les actes nutritifs qui accompagnent cette série de transformations
augmentent d'énergie et d'intensité, de sorte qu'à côté de leur
action tonique, les chlorures peuvent être considérés en outre
comme des agents résolutifs, puisqu'ils réveillent l'action de la

peau, stimulent l'appétit, développent les sécrétions intestinales et urinaires, activent la circulation abdominale, etc. Ils représentent de plus les agents d'une médication dite altérante, si l'on entend par ce mot qu'ils peuvent modifier dans un sens particulier certaines altérations spéciales de l'organisme.

3° *Bicarbonates.* — C'est la présence des bicarbonates alcalins qui rend les eaux de Salies plus digestives et alcalines. Leur effet physiologique est beaucoup moins appréciable que celui des chlorures et des sulfates. Néanmoins on peut dire que l'association de carbonates calciques et magnésiens avec des sulfates de même base, dans une eau minérale, lui donne la propriété d'être plus calmante et reconstituante que la présence des bicarbonates sodiques. L'eau de Salies, vu la prédominance des carbonates et des sulfates calciques et magnésiens, serait donc moins excitante et mieux tolérée dans certains cas. C'est aussi la présence de ces éléments qui peut jusqu'à un certain point conférer à cette source ces effets stimulants du rein, si favorables à l'expulsion des graviers.

4° *Phosphates.* — Les phosphates de chaux que l'on rencontre dans les eaux de Salies paraissent douer ces eaux de propriétés éminemment réparatrices. Les recherches les plus récentes ont donné aux phosphates de chaux une place importante parmi les agents d'une médicatipn qui se propose de relever les forces d'un organe affaibli. Et s'il est vrai qu'une substance produit en thérapeutique des effets d'autant plus salutaires qu'elle se trouve déjà dans la constitution des tissus, le phosphate de chaux, que l'on trouve dans presque toutes les humeurs de l'organisme, qui constitue la majeure partie du tissu osseux, doit, par sa présence dans une eau minérale, jouer le rôle d'aliment minéral, surtout dans la nutrition des os ; et ce fait est d'autant plus important que la nature le met parfois en réserve pour l'utiliser dans des circonstances exceptionnelles.

Le fer uni au manganèse ajoute encore aux qualités toniques et reconstituantes dont nous venons de parler. L'élément ferrugineux offre de plus cet avantage, qu'étant uni à l'élément salin laxatif, il sera mieux approprié aux cas où l'usage des eaux simplement ferrugineuses ne peut être continué à cause de la constipation qu'elles produisent. De plus, le manganèse est un adjuvant du fer qui s'adresse dans les mêmes termes à l'appauvrissement du sang, qui réussit quelquefois, alors que le fer avait échoué ; cette substance facilitera la tolérance pour le médicament et le rendra plus actif et plus efficace. Quant aux autres éléments (cuivre, fluorure de calcium, etc.,) que l'on trouve dans les eaux de Salies, nous ne saurions, en raison des proportions très-faibles pour lesquelles elles entrent dans la composition de cette source, leur assigner un rôle bien défini.

§ 4.

EFFETS PHYSIOLOGIQUES DE L'ARSENIC.

Jusqu'à présent, nous nous sommes occupé des différentes substances que renferme l'eau de Salies ; mais nous avons négligé de parler des propriétés qui résultent, pour cette source, de la présence de l'arséniate de soude. Or, si nous nous sommes si longuement étendu, au début de ce chapitre, sur les recherches de MM. de Lagarde et Isambert au sujet de la présence de l'arsenic dans l'eau de Salies, ce n'est évidemment que pour compléter l'étude des effets physiologiques de cette substance. Revenons donc en quelque sorte en arrière et occupons-nous des effets dus à cette substance.

Employées à l'état pulvérulent ou déposées sous forme de pommade à la surface de la peau, les préparations arsenicales ont pour effet constant de déterminer des irritations de la peau de nature variable, se traduisant par des éruptions de forme diverse.

Déjà très-marqués pour la peau, ces effets d'irritation le deviennent bien plus encore quand il s'agit des muqueuses ; et la facilité avec laquelle les membranes épithéliales sont détruites permet d'expliquer les cas d'intoxication survenus rapidement à la suite d'applications topiques des préparations arsenicales.

Avant d'examiner les effets de l'arsenic sur les divers organes et sur les différents appareils, donnons la formule de l'action qu'il exerce sur l'ensemble des fonctions organiques. On a dit successivement que l'arsenic était un agent hyposthénisant, excitant, tonique, stimulant, névrosthénique, ou altérant. Pour dégager la vérité de cette multiplicité d'opinions, nous dirons que l'arsenic ne comporte aucune de ces qualifications à l'exclusion des autres, mais qu'il les mérite toutes, grâce à la variabilité de ses effets selon les doses employées, les modes d'administration et les différents états pathologiques dans lesquels il est indiqué. Il en est de même d'ailleurs du mercure, de l'iode, de l'opium, etc. ; tous médicaments qui possèdent, en apparence du moins, des propriétés différentes, qui donnent des résultats variés.

Organes digestifs.— Les effets topiques et l'action irritante des préparations arsenicales nous expliquent les sensations de chaleur le long de l'œsophage et jusque dans l'estomac, les nausées, les vomissements, les douleurs épigastriques, la diarrhée et les coliques que l'ingestion de l'arsenic produit chaque jour chez certains individus prédisposés ou d'une susceptibilité extrême. Cependant, abstraction faite de cette prédisposition, les composés arsenicaux donnés à faibles doses n'exercent pas sur le tube digestif une action nuisible. A part quelques diarrhées fugitives, son action se borne à rendre les garde-robes plus faciles. La soif et l'appétit augmentent dans des proportions notables ; il y a une suractivité de la digestion et de la nutrition, pourvu toutefois qu'il soit administré en doses très faibles, fractionnées et long-

3

temps continuées. Les matières fécales acquièrent une fétidité extrême et exhalent une odeur alliacée propre aux produits de combustion de l'arsenic.

Organes de la respiration. — Tout le monde connaît les remarquables effets produits par l'ingestion habituelle de l'arsenic chez les arsenicophages de la basse Styrie et du Tyrol. De même, si l'on considère son heureuse influence sur certaines dyspnées, on est bien forcé de voir en lui une action élective sur les poumons et sur les muscles respirateurs. D'après la plupart des auteurs, il combattrait l'essoufflement et favoriserait l'hématose. On sait, en effet, que l'une des causes du besoin de respirer dépend de la présence d'un excès d'acide carbonique dans le sang : or le propre de l'arsenic est de diminuer la quantité d'acide carbonique. En outre, l'arsenic diminuant les combustions, le muscle respire moins, devient moins vite acide. Les muscles dilatateurs de la poitrine se prêteront donc mieux à faire pénétrer une grande quantité d'oxygène dans le sang, par de larges inspirations.

Circulation. — On a émis les opinions les plus diverses. Selon les uns (contro-stimulistes), la circulation se ralentit en même temps que la température s'abaisse. A dose toxique, on verrait même se produire des sueurs froides, des lypothymies et des syncopes. Orfila était d'un avis contraire, ainsi que les dermatologistes de l'école de Biett, et parmi eux Cazenave et Schedel. Trousseau et Pidoux reconnaissent aussi à l'arsenic la propriété de produire une chaleur ordinairement sèche, un état fébrile léger mais évident. Millet pense qu'à dose toxique, les arsenicaux activent la circulation jusqu'à produire la fièvre. Rotureau est de cet avis, mais il croit que les auteurs qui ont considéré l'arsenic comme engendrant la fièvre à dose fractionnée, ont confondu l'élévation de température avec la sensation de chaleur à l'œsophage et à l'épigastre, qu'occasionne l'arsenic. D'après Delioux de Savignac, à doses faibles, il n'y aurait aucun effet physiologique appréciable sur la circulation et la caloricité.

Action sur le sang.— Schmidt et Brethchneider ont retrouvé dans le caillot et non dans le sérum, l'acide arsénieux introduit dans le sang à dose toxique : l'arsenic se fixe donc sur les globules sanguins,

De plus, l'expérience a vérifié que les phénomènes chimiques de la nutrition sont modifiés : l'urée et l'acide carbonique diminuent de 20 à 40 %. Les phosphates sont également en quantité moins notable dans l'urine. Lolliot, dans sa Thèse inaugurale, a même observé l'abaissement de la température animale sous l'influence des arsenicaux.

« Ces résultats de l'arsenic sur la nutrition, dit Rotureau, nous expliquent comment, à mesure que l'arsenic est absorbé en plus grande proportion, la quantité de sucre fournie par le foie diminue, de sorte qu'on peut piquer le quatrième ventricule sans rendre glycosurique un animal soumis à l'influence des arsenicaux. »

Certains auteurs ont prétendu que l'arsenic diminuait la proportion des globules rouges, prenant ainsi pour l'effet physiologique ce qui n'était que le résultat d'un usage immodéré ou trop prolongé, ou enfin de l'inopportunité d'emploi. Étant donné que l'arsenic, d'une façon générale, active la nutrition, il est bien plus légitime d'admettre, comme les dernières recherches l'ont confirmé, qu'il augmente les globules rouges et favorise leur formation.

Sécrétion.— L'arsenic augmente notablement les urines. Les reins sont, en effet, une voie d'élimination de l'arsenic. Il en est de même de la salive. On sait aussi qu'il s'accumule dans le foie et qu'il produit une sorte de diarrhée bilieuse. Les sécrétions de la peau sont à leur tour modifiées. L'usage constant des préparations arsenicales dans une foule de dermatoses suffit à faire admettre ce point. D'après Trousseau et Pidoux, la peau serait sèche lorsque l'arsenic agit comme diurétique. D'après Millet, il agirait comme diaphorétique. S'il produit ces éruptions spéciales étudiées par Imbert-Gourbeyre, rarement il est vrai, ainsi que le gonflement des paupières et celui de la conjonctive, qu'Isnard a signalés dans les cas d'arsénicisme, il faut bien admettre l'action élective de l'arsenic sur la peau dans quelques cas, action qui s'explique par les modifications subies par les capillaires.

Action sur le système nerveux. — Trousseau et Pidoux ont comparé l'action de l'arsenic sur le système nerveux à celle du café. A dose toxique, Raoul Leroy et Imbert-Gourbeyre signalent, outre les spasmes, la céphalalgie, de véritables paralysies ou paraplégies.

A dose thérapeutique, l'arsenic donne plus d'énergie à la locomotion, plus de vigueur surtout aux membres inférieurs ; de là, une plus grande aptitude à la marche, d'après Masselot. De plus, l'activité qu'il imprime à la nutrition semble indiquer son électivité d'influence sur les nerfs ganglionnaires et les organes régis par eux. D'après Delioux de Savignac, l'arsenic peut stimuler dans tel cas, et dans tel autre apporter une sédation évidente.

Fonctions nutritives. — Il semble impossible, après la lecture des détails dans lesquels nous venons d'entrer, de méconnaître qu'en se plaçant dans des conditions opportunes on voit l'arsenic imprimer aux fonctions assimilatrices et nutritives une direction qui les ramène à leur type normal. Et si certains auteurs ont pu assigner à l'arsenic des propriétés tout à fait différentes, s'ils ont pu le considérer comme un agent hyposthénisant, inapte à tonifier et à reconstituer les fonctions nutritives, il faut admettre qu'ils ont méconnu ce principe, formulé par Cl. Bernard, en vertu duquel toute substance qui, à haute dose, éteint les propriétés d'un élément organique, les excite à petite dose. Là est pour nous le secret de cette multiplicité d'interprétations, de ces affirmations contradictoires. Les résultats de la pratique scrupuleusement interprétés ne montrent-ils pas ces faits en concordance absolue avec les théories ? Ne voit-on pas en effet tous les jours des individus en proie à la cachexie paludéenne mis en même temps et à l'abri des accès de fièvre et en possession de leur ancienne vigueur, sous l'influence seule de l'arsenic et sans qu'il soit besoin, pour atteindre ce résultat, de recourir aux préparations pharmaceutiques sans nombre dans lesquelles entrent le fer ou le quinquina ? Sans doute, l'action de l'arsenic est en quelque sorte indirecte, et le sang, qui se reconstitue sous son influence, ne lui emprunte pas comme il emprunte au fer des éléments mêmes de sa constitution ; sans doute les organes qu'il stimule n'ont pas besoin, pour ressentir sa bienfaisante influence, de le retenir dans l'épaisseur même de leur parenchyme, et nous ajouterons qu'un apport excessif finirait par altérer non seulement la fonction, mais la substance elle-même. Dans ces conditions l'arsenic paraît agir plus spécialement sur les ganglions nerveux répandus à profusion dans l'épaisseur même des organes, et qui exercent, comme chacun le sait, une influence primordiale sur les actes essentiels de la nutrition.

Si nous entrons plus avant dans le mécanisme par lequel l'arsenic produit les effets que nous venons d'indiquer, il s'offre à nous comme l'un de ces corps étrangers à la composition de l'organisme qui sont, par suite, inassimilables et constituent les agents de la médication *dite altérante*. Ce que nous avons dit au sujet des dangers que pourrait faire courir à un organe l'apport excessif ou le séjour trop prolongé de l'arsenic, suffit pour nous faire admettre qu'il ne peut être que l'agent de réactions anormales. Bien dirigé, au contraire, et conduit par une thérapeutique mesurée et prudente, ses réactions tournent au bénéfice de l'organisme et constituent les éléments d'une médication dont nous avons appris à connaître les effets. « Aller plus loin dans cette étude; montrer comment les humeurs, de pathologiques qu'elles étaient, redeviennent normales ; dire comment les produits inflammatoires se résorbent, comment les états morbides sont modifiés; c'est une tâche qui est pour le moment au-dessus des efforts de l'interprétation. »

CHAPITRE III.

Propriétés de l'eau de Salies.

En dehors de cette inconnue qui fait de toutes les sources, à faible minéralisation surtout, une médication spéciale, alors que la composition chimique n'explique pas les effets obtenus, devons-nous considérer l'eau de Salies comme une eau franchement arsenicale, et ne point tenir compte de l'ensemble de sa minéralisation ? Le bicarbonnate de soude, qui prédomine dans les eaux de Vichy, constitue la caractéristique de ces eaux, bien qu'elles contiennent deux ou trois fois plus d'arsenic que celles du Mont-Dcre. De même les proportions notables de bicarbonates, les 3 gram. et plus de chlorure de sod um que les eaux de la Bourboule renferment, enveloppent l'arsenic et modifient très vraisemblablement son action. Cette pensée a fait dire à Durand-Fardel : « Il est certain qu'il existera toujours une grande différence entre des eaux à peine minéralisées, où l'arsenic ressort par conséquent d'une manière très-déterminée, et d'autres où il se trouve enveloppé par une minéralisation considérable, soit bicarbonatée, soit chlorurée ».

L'eau de Salies contient 1 gramme environ de sulfate ; 0,187 de bicarbonate ; 0,215 de chlorures. Cette source n'agit donc pas comme un médicament mixte, mais bien *sui generis* dans le vrai sens du mot, et l'arsenic, qui est ici l'agent le plus actif, ne saurait être amoindri dans ses effets par les autres éléments, et en particulier par les chlorures, que Gubler considérait comme de véritables antagonistes de l'arsenic. Et cela est tellement vrai, qu'à l'époque où l'on ne soupçonnait point sa présence dans l'eau de Salies, l'on ne savait à quoi rattacher son action éminemment curative dans les affections des voies pulmonaires et dans les plaies de mauvaise nature.

Nous admettons cependant que l'influence des sulfates, des chlorures et des bicarbonates n'est pas absolument nulle, et qu'elle s'ajoute à celle de l'agent modificateur dominant. On peut donc dire que le calorique, les principes fixes et volatils, s'unissent à l'arsenic pour des effets communs.

Nous déterminerons ainsi la médication de l'eau saline-sulfatée arsenicale de Salies, en ne tenant compte que des phénomènes les plus saillants que produit son usage bien approprié :

1° Des effets altérants qui vont mettre fin aux manifestations diathésiques, surtout sur les muqueuses des voies aériennes, et, d'une façon plus spéciale, quand il s'agira de la diathèse herpétique ;

2° Des effets de stimulation par rapport aux sources sédatives de Bagnères, telles que Salut, le Foulon, etc., effets de stimulation qui ne sont plus comparables à ceux véritablement excitants de la source sulfureuse de Labassère. De sorte que l'on pourrait dire : Comparée aux sources sédatives, l'eau de Salies est stimulante relativement ; elle est sédative par rapport à l'eau sulfureuse de Labassère ;

3° Une activité sécrétoire de certaines parties de l'économie, des muqueuses bronchiques et gastro-intestinales, des reins, de la peau ;

4° Une action tonique et reconstituante propre à relever les forces générales de l'économie.

CHAPITRE IV.

Modes d'application de l'eau de Salies.

L'eau arsenicale de Salies n'est encore utilisée qu'en boisson, en gargarismes, en pulvérisations et en pédiluves, mais nous sommes en mesure d'affirmer qu'une installation balnéaire analogue à celle du Mont-Dore va être prochainement effectuée. Les applications de Salies à l'hydriatique doivent être identiques, en effet, si l'on considère qu'elle contient autant d'arsenic que le Mont-Dore, qu'elle répond aux principales indications de cette dernière, et si l'on tient compte de sa température élevée, 51°,30 et de son débit important, 285,000 litres par jour.

Tolérance. — Doses. — La tolérance de Salies s'obtient assez facilement. Il suffit d'observer certaines règles qui préviennent les troubles passagers que l'on pourrait observer, et contribuent du reste au succes de la médication.

Il est préférable d'administrer l'eau de Salies à une certaine distance des repas; et comme le traitement dure quelque temps, on commence par des doses faibles, un demi-verre par exemple, pour l'élever graduellement. On ne dépasse pas habituellement deux verres dans la matinée.

Néanmoins quelques malades tolèrent une certaine quantité de boisson d'emblée. Cette tolérance dépend quelquefois de la maladie (fièvres intermittentes, diabète), ce qui rapproche l'eau de Salies des préparations arsenicales, tandis qu'au contraire, pour certaines affections, la tolérance est difficile d'emblée : dans les cas d'irritation du tube digestif, par exemple, on pourra alors préparer l'économie avec l'eau plus donce et onctueuse de *Salut,* ou combiner cette dernière avec l'eau de Salies, comme on

le fait pour les dyspepsies de nature herpétique. Il en sera de
même pour certaines constitutions d'une, susceptibilité exceptionnelle à l'égard de toute médication, et qui se révoltent de
prime abord ou manifestent inopinément, en cours de traitement,
leur intolérance.

D'autres fois, à cause de l'affection elle-même (phthisie), il est
prudent d'étudier la susceptibilité du malade et de commencer
par des doses très-minimes qu'on pourra répéter plusieurs fois
dans la journée.

La cessation de la tolérance est annoncée par du dégoût, de
l'anorexie, quelquefois même par des nausées, par des coliques
fugitives et une diarrhée passagère. On peut, dans ce dernier cas,
ajouter à la boisson quelques gouttes de laudanum ou quelques
grammes de sirop d'opium.

La tolérance de l'eau arsenicale s'obtient mieux chez l'homme
que chez la femme. Elle est encore plus grande chez les enfants
si l'on proportionne la quantité à leur âge.

Comme l'eau de Salies possède une température de 51°, certaines personnes prétendent la mieux tolérer quand elle est tiède,
et la laissent refroidir ; généralement on la prend à sa température native.

Pulvérisation. — Au grand établissement thermal de Bagnères,
une des salles de pulvérisation fonctionne avec l'eau de Salies,
une autre avec l'eau de Labassère.

Il existe également des douches filiformes pour combattre les
affections catarrhales chroniques des yeux et certaines maladies
des oreilles.

On sait que la pulvérisation a pour but de faire absorber par
la muqueuse des voies aériennes l'agent médicamenteux qui
minéralise les sources. L'eau minérale elle-même est donc
réduite à l'état de poussière.

Outre l'absorption du médicament qui passe dans la circula-

4

tion du sang, il y a de plus l'action topique, médicatrice, sur les ulcérations de la muqueuse du pharynx et sur celles des bronches dans les cas de phthisie laryngée, de pneumonie chronique, de tuberculose, etc.

Trousseau avait obtenu de telles améliorations avec ces poussières d'eau arsenicale, qu'il disait : « Nous voudrions que l'on fût bien persuadé que dans nos expériences sur l'arsenic nous n'avons pas fait pas d'erreur de diagnostic. On nous suppose, nous l'espérons du moins, assez d'habitude des hôpitaux et de l'auscultation pour croire que, dans une phthisie tuberculeuse confirmée et au deuxième degré, nous n'avons pu méconnaître les lésions pulmonaires ; et en même temps que, chez nos malades, nous faisons faire des fumigations arsenicales , nous administrons à l'intérieur des pilules d'acide arsénieux à la dose de 2 à 15 milligram. dans le courant de la journée [1]. »

CHAPITRE V.

EFFETS PHYSIOLOGIQUES DE L'EAU DE SALIES.

Si l'on établit un rapprochement entre les sujets qui sont soumis à la cure thermale de Salies et ceux qui font usage des préparations arsenicales, soit à l'état de santé, soit à l'état de maladie, on remarque que l'action de l'arsenic se manifeste par des effets à peu près identiques. Il est vrai qu'il faut tenir compte de l'ensemble de la minéralisation de l'eau de Salies. Mais comme l'arsenic est la partie prédominante, la ressemblance

[1] Il serait à désirer que la Compagnie concessionnaire fît construire des pulvérisateurs nouveaux qui permettraient, selon les instructions du Professeur Boyer, de « conduire le jet profondément, dans tous les sens et partout, sans efforts, sans contorsions». On atteint ce but en rendant mobile le tuyau de déversement. Consulter sa remarquable Notice sur les eaux de Montbrun-les-Bains.

entre les phénomènes révélés par ces eaux et ceux que manifestent les préparations arsenicales ne saurait passer inaperçue.

L'étude de ces effets présente donc un certain intérêt [1].

§ 1.

ACTION SUR L'APPAREIL DIGESTIF.

Les personnes qui ont abusé de l'eau de Salies sans discernement, manifestent les effets pour ainsi dire topiques que nous avons constatés à la suite d'ingestion très-marquée de préparations arsenicales. On les retrouve encore, mais affaiblis, chez les malades d'une susceptibilité extrême et qui ont absorbé d'emblée une certaine quantité d'eau de Salies. Ces phénomènes, variables selon les sujets, peuvent être résumés ainsi : Sensation de sécheresse et de constriction légère dans la gorge, de chaleur le long de l'œsophage et dans l'estomac; nausées pouvant aller jusqu'aux vomissements; douleurs épigastriques, plus souvent malaise épigastrique; coliques fugitives; empâtement de la bouche; diarrhée plutôt que constipation.

Dans la plupart des cas au contraire, l'eau de Salies, dans les limites d'une thérapeutique raisonnée et prudente, ne manifeste aucune influence fâcheuse sur la muqueuse du tube digestif.

Elle a plutôt pour effet de stimuler la muqueuse de l'estomac, de faire sécréter le suc gastrique en plus forte proportion et d'en corriger même parfois la nature viciée. De là, cette augmentation de la soif et de l'appétit, cette activité des digestions. Cette influence favorable se fait sentir d'autant plus sur la nutrition que l'état extrême de dilution du sel arsenical dans l'eau minérale le rend éminemment absorbable par la muqueuse digestive.

L'eau de Salies est donc une solution arsenicale dont les molécules sont plus pénétrantes.

---

[1] Les effets physiologiques de Salies ont été constatés par des médecins habiles qui ne se sont pas laissé entraîner par une idée préconçue.

Au bout du troisième ou du quatrième jour, quelquefois au début, on constate deux ou trois selles, d'autant plus abondantes que l'on ingère plus de liquide ; d'autres fois les selles sont simplement rendues plus faciles ; quand il y a augmentation du nombre des selles, en général, le flux se modère et se régularise jusqu'à la fin de la cure.

Tous les ans il n'est pas rare de voir l'eau de Salies guérir des constipations anciennes, si opiniâtres chez les chlorotiques et les nervosiques. Isnard, parmi les bienfaits de la médication arsenicale, cite la guérison de la constipation. « Les fonctions digestives se régularisent, dit-il, et acquièrent une activité insolite. » Ce fait n'avait pas échappé à Trousseau, qui, après avoir épuisé divers médicaments, obtenait avec l'arsenic des effets inespérés.

On a cité des cas de diarrhées rebelles heureusement influencées par l'eau de Salies. Ce fait peut paraître contradictoire si l'on songe aux avantages de cette source contre la constipation. Cette double propriété s'expliquerait par son effet tonique, qui augmente la vitalité de la muqueuse, dans sa sécheresse ou son atonie, qui cause habituellement la constipation, et la modifie dans son hypersécrétion morbide, qui occasionne la diarrhée.

Tous les organes de l'abdomen participent plus ou moins à ce travail tonique et sécrétoire. On sait que l'arsenic s'accumule dans le foie, qu'à hautes doses il produit une véritable diarrhée bilieuse. C'est ainsi que les déjections alvines provoquées par l'eau de Salies sont diversement colorées et annoncent un travail de dépuration. Certains engorgements, certaines tumeurs abdominales, grâce à l'activité plus grande des vaisseaux lymphatiques et absorbants, et à l'augmentation des sécrétions, sont le siège d'un mouvement résolutif bien marqué. De même, la circulation abdominale étant accrue, on voit les hémorrhoïdes supprimées reparaître, ou bien les veines hémorrhoïdaires se congestionner pour la première fois et s'ouvrir. On comprend quelle influence salutaire certaines congestions plus ou moins éloignées peuvent ressentir après cette crise salutaire. C'est ainsi que l'on voit souvent les congestions de la rate être dissipées chez des malades atteints de fièvres palustres.

§ 2.

ACTION SUR LES VOIES GÉNITO-URINAIRES.

Les reins entraînent une partie de l'arsenic absorbé. Aussi est-ce dans les urines qu'on le recherche dans les expériences physiologiques ou les expertises médico-légales. On comprend que son élimination, jointe à celle des sulfates et des chlorures, ait pour effet constant d'activer la sécrétion rénale.

Cette sécrétion est surtout abondante au moment où les évacuations alvines se modèrent, à moins que les sueurs ne deviennent abondantes, ce qui est rare. L'urine, d'abord chargée, devient de plus en plus limpide, et l'émission suit habituellement chaque prise d'eau minérale. Pendant ce temps, les buveurs ont à peine la sensation d'une légère fatigue dans la région lombaire, comme s'ils avaient conscience de ce travail sécrétoire inusité. Le bas-ventre et les bourses sont le siège d'un peu de lourdeur. Il existe un peu de chaleur et de prurit parfois désagréables dans le canal de l'urèthre.

Outre ces phénomènes diurétiques bien caractérisés, le Dr Carrère a signalé l'action expultrice de l'eau de Salies dans la lithiase urique, et cite à ce sujet plusieurs observations très probantes. Ce fait offre une certaine importance et a souvent attiré notre attention.

§ 3.

INFLUENCE SUR LES VOIES RESPIRATOIRES.

A voir l'influence favorable que l'eau de Salies exerce sur divers états dyspnéiques et sur certains catarrhes des voies pulmonaires, on ne peut s'empêcher de lui reconnaître un certain degré d'électivité d'action sur les muqueuses laryngienne et bronchique. D'après Rabuteau, l'arsenic s'éliminerait, en effet, bien plus facilement par les glandes de la muqueuse bronchique que par la peau. Et cela est si vrai que lorsque le médicament est absorbé en excès, il ne tarde pas à survenir de la toux, une sécrétion catarrhale exagérée. Cet auteur, dans le Dictionnaire encyclopédique des Sciences médicales, parle de cette propriété, qui est devenue populaire dans la région : « Les habitants de Bagnères, dit-il, ont l'habitude de venir boire à la source de Salies au commencement et à la fin de leurs rhumes ou de leurs catarrhes bronchiques. »

Étant admis, depuis les recherches de Cl. Bernard, que la surface des membranes muqueuses est une voie d'élimination de l'arsenic, on ne sera pas surpris que dans le cours de cette élimination ces membranes reçoivent une modification plus ou moins profonde ; et comme cette élimination dure encore un certain temps après avoir cessé tout traitement, on comprend que ces effets persistent ultérieurement. C'est encore cette élimination qui nous rend compte des effets suivants, obtenus chaque jour avec l'eau de Salies. Quand on l'ingère en excès, les muqueuses oculaire et palpébrale, ainsi que la muqueuse pituitaire, s'injectent légèrement; il survient un peu de larmoiement, de coryza. De même la gorge et le larynx peuvent être atteints d'une très légère inflammation : c'est la laryngo-pharyngite minérale avec irritation et sécheresse à la gorge, sensation légère de douleurs, coryza, etc. La muqueuse bronchique subira également l'influence de l'arsenic; il pourra survenir, à forte dose, un peu de toux, une sécrétion catarrhale peu intense. On comprend tout le bénéfice que l'on peut retirer de pareils effets dans les affections chroniques de ces organes, la contre-affection agissant dans le sens du retour à l'état physiologique.

C'est ainsi que, mettant à profit l'hypersécrétion des bronches, on peut guérir par l'eau de Salies le catarrhe suffocant, ou catarrhe sec de Laënnec, dans lequel on observe des râles sibilants, les canaux bronchiques étant obstrués par des mucosités épaisses ; l'eau de Salies rend la sécrétion plus aqueuse et diminue ainsi la gêne de la respiration. Sous son influence et à faible dose, la sécrétion des cavernes diminue temporairement dans la phthisie ; la fièvre peut disparaître, surtout si elle est périodique, et la toux diminue. Calmant et modérant le système nerveux, l'eau de Salies agira, d'une part sur la toux, et d'autre part donnera à ce même système l'excitation nécessaire aux fibres contractiles des bronches pour expulser les produits amassés dans l'intérieur de ces tubes, pour appeler et chasser l'air destiné à l'hématose.

L'eau de Salies restitue donc à la respiration ses conditions normales, combat les dyspnées surtout lorsqu'elles sont nerveuses : elle est donc anti-catarrhale, principalement en présence d'un élément herpétique ; elle est aussi anti-dyspnéique. Cette dernière action se fait sentir aussi dans quelques cas de dyspnée intense, chez certains emphysémateux, certains asthmatiques. On sait que l'arsenic diminue la quantité d'acide carbonique qui pourrait se trouver en excès dans le sang, qu'il tonifie les muscles dilatateurs de la poitrine qui se prêtent mieux à faire pénétrer une grande quantité d'oxigène dans le sang par de larges inspirations.

Nous savons, en outre, que l'eau de Salies rend les sécrétions bronchiques plus fluides ; l'hématose s'effectuera donc avec plus de facilité. On peut admettre aussi que le bulbe rachidien se trouve, dans ces conditions, moins influencé ; de là, ce bien-être que ressentent certains dyspnéiques après l'ingestion des premiers verres, lequel va croissant jusqu'à la fin du traitement. L'oppression diminue ; ils peuvent, sans essoufflement, marcher et même monter sur un terrain incliné ; leur respiration, suivant le langage des uns, devient plus libre ; ils se sentent, suivant le lanage des autres, la poitrine beaucoup plus légère.

Dé cette amélioration dans l'état des voies respiratoires résultent en grande partie les autres avantages de la cure, et surtout le retour des forces, qui ne peuvent exister avec une respiration incomplète. On peut donc dire que la cure de Salies est un altérant et un reconstituant indirect : elle fortifie en rétablissant les fonctions.

§ 4.
ACTION SUR LE SANG, SUR LA NUTRITION.

L'action tonique spéciale de l'arsenic se révèle avec une rapidité remarquable ; il en est de même de la cure à Salies. L'expérience vérifie que les phénomènes chimiques de la nutrition sont modifiés.

Les phosphates sont en plus faibles proportions dans l'urine ; quant à l'abaissement de la température, d'après les expériences thermométriques, ce fait est incontestable. Nous avons vu que sous l'influence de l'eau de Salies l'appétit augmente rapidement, que les fonctions digestives s'effectuent avec plus de régularité et une nouvelle activité ; il n'est donc pas étonnant que les forces soient notablement accrues.

§ 5.
ACTION SUR L'ORGANE CENTRAL DE LA CIRCULATION.

L'eau de Salies, administrée avec discernement, manifeste peu d'influence sur les battements artériels et la température. On constate cependant un léger accroissement des pulsations et de la température ; en même temps que le pouls est plus fréquent, il a aussi moins d'énergie ; la chaleur produite est ordinairement sèche. Cette stimulation est encore plus marquée si l'on ingère d'emblée une certaine quantité d'eau. Il est vrai que le calorique contribue pour une faible part à produire cette légère excitation. Quoi qu'il en soit, une action inverse se produit quelques instants après ; le pouls et les battements du cœur diminuent de fréquence et augmentent d'énergie. Cela n'a rien d'extraordinaire de la part d'un médicament qui influence si heureusement l'innervation, et, suivant l'expression d'Isnard, « relève la force nerveuse et rétablit l'ordre dans son activité troublée ». Cet effet sédatif est d'autant plus apparent que la médication a pu régulariser, depuis quelque temps déjà, les fonctions de l'innervation. La cure de Salies est donc régulatrice, et sous son influence après les premiers effets de la boisson, on voit même souvent une impulsion modérée succéder à une impulsion violente du cœur, une souplesse normale du pouls succéder à la dureté. Aussi préfère-t-on cette source dans les affections de poitrine avec activité congestive du poumon, ce qui est l'indice d'une irritabilité particulière que l'eau sulfureuse de Labassère ne pourrait qu'exalter. C'est ce qui a fait dire à M. de Lagarde : « Dans la grande majorité des cas, l'eau saline arsenicale de Salies, prise en boisson, a coïncidé avec la cessation de l'hémoptysie ; nous revenions à l'eau de Labassère, et souvent les hémorrhagies ne tardaient pas à reparaître » . Cependant, surtout dans ces cas, il n'est bon de n'user de ce traitement qu'avec réserve , car, comme l'a si bien formulé M. Millet, « lorsqu'on arrive à une dose considérable d'acide arsénieux ou qu'on l'administre depuis trop longtemps, on remarque qu'il active le circulation jusqu'à produire la fièvre ; le pouls est dur, la peau est chaude » .

En résumé, la stimulation de l'eau de Salies n'est pas un paroxysme nerveux, incommode, morbide, mais bien un réveil, un appel de forces vers un fonctionnement plus énergique et plus exact. Les malades ne ressentent aucune gêne de cette stimulation, parce qu'elle s'efface rapidement. Sous son influence bienfaisante, au contraire, les appareils respiratoire, digestif, etc., fonctionnent avec plus d'activité ; les forces, qui semblaient opprimées par la maladie chronique, sont accrues. Les sécrétions augmentent ou diminuent, sont modifiées dans leur com-

position et leurs réactions, révélant ainsi les propriétés dépurati-
ves de l'eau. Par son contact avec la muqueuse gastro-intesti-
nale, l'eau de Salies stimule sa vitalité ; puis, en régularisant
le travail sécréteur de diverses glandes, elle modère cette excitation même. Des effets généraux s'ajoutent à ces effets locaux,
résultat de la dispersion de l'eau minéralisée au milieu de tous
les tissus. Enfin, les éléments que l'eau a transportés dans les organes s'éliminent en nature, ou bien plus ou moins transformés
par divers émonctoires (voies respiratoires, urinaires etc.). Dans
leur passage à travers les tissus, ils leur impriment des changements divers.

CHAPITRE VI.

EAU SULFUREUSE DE LABASSÈRE.

Comme nous aurons l'occasion de mettre en présence la médication sulfureuse et la médication saline arsenicale, de parler, en un
mot, des indications thérapeutiques de Labassère et de celles de
Salies, quelques explications relatives à la source de Labassère
faciliteront ce rapprochement.

L'étude de la composition chimique et des conditions physiques de l'eau sulfureuse de Labassère nous révèle deux propriétés
essentielles et inhérentes à cette source : sa puissante minéralisation et sa faible thermalité.

Sa forte minéralisation la met à la tête de toutes les sulfureuses
des Pyrénées ; car si l'on compare son principe actif avec celui
des sources voisines, on trouve les proportions suivantes :

Sulfure de sodium (Labassère)...... 0,046	(Eaux-Bonnes). 0,021
— (Grotte-s.-Luchon) 0,031	(Cauterets)..... 0,019
— (Barèges)......... 0,042	(Le Torrent)... 0,042

Ce qui caractérise encore cette source et ajoute, selon nous, à son importance, c'est sa basse thermalité : elle n'a, en effet, qu'une température moyenne de 11° centigrades. Ce fait, qui paraissait anormal et se rattacher à des influences saisonnières, a été établi d'une façon irrécusable aux différentes époques de l'année et nous explique pourquoi cette eau ne subit aucune influence de l'air ambiant. Il en résulte qu'elle est facilement transportable à de grandes distances, et, comme elle ne subit aucune altération, elle conserve ses propriétés natives, tandis que les sources à température plus élevée sont détériorées par le refroidissement. Cette propriété a été constatée tout récemment encore par le professeur Wurtz et le Dr Bourdon, chargés d'examiner s'il y avait des inconvénients à exploiter l'eau de Labassère à distance de son point d'émergence. Cette source, en effet, sourd au fond de la jolie vallée de Trébons, à quelques kilomètres de Bagnères. Il est résulté, des expertises de ces savants, la possibilité d'utiliser en bains cette source à Bagnères. On conçoit combien le cercle de ses applications thérapeutiques serait élargi. L'eau de Labassère est placée dans la catégorie des eaux sulfureuses naturelles. L'analyse chimique et la composition des terrains que traverse cette source (schiste argilo-siliceux et calcaire mêlé de rognons de fer sulfuré) confirment sa sulfuration naturelle. Son alcalinité bien marquée, qui serait due, d'après M. Filhol, bien plus aux silicates qu'elle renferme, et qui serait une des causes de sa remarquable stabilité, qu'au sulfure de sodium, la différencie d'un grand nombre de sources sulfureuses. En résumé, présence en quantité notable de chlorures et de silicates, alcalinité, basse température, inaltérabilité, forte sulfuration : voilà des caractères qui en font une source unique et la séparent des eaux sulfureuses sodiques à base de sulfure de calcium ou d'acide sulfhydrique.

CHAPITRE VII.

Labassère et Salies.

L'expérience a prouvé que parmi les nombreux agents thérapeutiques employés au traitement des maladies chroniques des
voies aériennes, les eaux minérales naturelles ont une supério-
rité incontestable sur les principes médicamenteux qu'elles renferment, soit pour les effets qu'on en retire, soit pour la facilité
avec laquelle l'organisme les supporte. Parmi ces eaux, les unes
sont sulfureuses et semblent être indiquées de préférence chez les
sujets à constitution lymphatique, scrofuleuse : telle est l'eau
sulfureuse de Labassère ; les autres sont salines arsenicales et
conviennent particulièrement aux diathèses herpétique et rhumatismale. L'eau de Salies, que sa minéralisation classe dans
cette dernière catégorie, doit surtout ses propriétés modificatrices
à l'arsenic qu'elle contient.

L'existence de ces deux sources, Labassère et Salies, l'une
sulfureuse, l'autre arsenicale, dans la même localité, offre à
Bagnères une ressource thermale remarquable. D'autre part,
comme ces deux sources s'adressent plus spécialement aux
mêmes affections des voies bronchique et laryngienne, et comme
leur application est souvent commune, il nous semble qu'un rapprochement entre elles est de nature à intéresser le lecteur.

Disons, tout d'abord, que nous ne trouvons que des opposi-
tions, rarement des analogies.

Qualités physiques. — Salies représente, comme thermalité, le
degré le plus élevé de nos sources thermales; Labassère, le degré
le plus bas. La première est rude au toucher, styptique, fade,
légèrement amère, inodore, à moins qu'on ne la chauffe au degré

d'ébullition ; la seconde est onctueuse au toucher, répand une odeur hépatique très prononcée.

Qualités chimiques. — L'arsenic constitue la partie prédominante et caractéristique de Salies ; le sulfure de sodium, celle de Labassère. Quant aux sulfates de soude, de potasse, de chaux, etc., qu'elles renferment, ils détermineraient, sans l'arsenic, une spécialisation minérale de la première ; il n'en existe que des traces dans la seconde. Tout au plus le chlorure de sodium et le silicate de chaux existent-ils en proportions suffisantes dans les deux sources pour leur imprimer le même caractère de minéralisation alcaline et saline.

Effets physiologiques. — Salies, par son arsenic, est un altérant très énergique qui a la propriété de régulariser les diverses fonctions, et particulièrement l'innervation, et d'imprimer à l'économie une modification intime. La combinaison de l'arsenic avec le chlorure de sodium et le fer, qui s'y trouvent dans un état de division extrême, relève la nutrition, stimule l'énergie vitale ; de plus, elle combat les tendances congestives.

Labassère a une action stimulante et tonique bien plus accentuée, est très efficace pour combattre certaines manifestations locales, tarit les sécrétions bronchiques. Mais on s'accorde à reconnaître qu'elle ne modifie pas l'état général diathésique aussi radicalement que Salies, qu'elle augmente souvent les congestions et les phlegmasies, au lieu de les résoudre.

Applications. — Les mêmes maladies relèvent de ces deux sources : les angines, les laryngites, les catarrhes des bronches, des congestions des poumons, l'asthme, les affections chroniques des poumons, les dyspepsies, la chlorose, les maladies cutanées, etc. Dans leur application rentrent encore les diverses manifestations de la scrofule et de la syphilis, de l'herpétisme, etc.

Mais il y a, dans ces maladies, des phases et des formes qui font varier la médication : c'est ainsi que, suivant l'époque et suivant le caractère des accidents, on préférera Salies à Labassère, et que dans d'autres cas on combinera ou on alternera l'usage de ces deux sources.

Pour terminer ce parallèle, nous dirons que l'eau de Labassère agit surtout à titre de médication substitutive. Cl. Bernard a démontré, en effet, que si l'on injecte de l'hydrogène sulfuré dans les veines d'un animal, l'élimination de ce gaz a lieu par les bronches au bout de trois à six secondes. Demarquay a vu, de plus, des phénomènes de congestion s'accomplir de ce côté, véritables lésions inflammatoires très nettes et très caractéristiques des bronches.

Il n'est pas étonnant, après ces expériences, de voir un usage prolongé de l'eau sulfureuse faire passer l'économie d'une simple excitation physiologique à une véritable perturbation pathologique. L'eau sulfureuse agit donc en augmentant et en réveillant le mal : c'est une véritable contre-affection. Si nous ajoutons que cette contre-affection agit ordinairement dans le sens du retour à l'état physiologique, nous aurons défini la médication substitutive de Labassère[1].

L'eau de Salies agit plutôt à titre de médication altérante ; son mode d'action est donc des plus intimes. Lorsque nous voyons l'eau de Salies modifier profondément une constitution entachée d'herpétisme, en éteindre les manifestations et imprimer à une organisation profondément altérée une direction nouvelle, nous avons bien le droit de dire que nous assistons à une médication altérante. Nous dirons, en terminant, qu'elles constituent l'une et

[1] Comme exemple des modifications survenant dans les produits d'élimination, M. le professeur Boyer cite un fait emprunté aux affections catarrhales : « Le soufre absorbé se combine avec la soude que renferme le sérum du sang ; il se forme du sulfure de sodium qui s'élimine, et les sécrétions des muqueuses, normalement acides, deviennent alcalines ».

l'autre une médication reconstituante, une médication s'adressant aux phénomènes généraux de la nutrition, c'est-à-dire à l'élaboration du sang et à l'assimilation des principes immédiats.

Nous ajouterons que ces divers caractères de la médication combinée de Salies et de Labassère se réunissent habituellement, que la médication substitutive se joint à la médication altérante dans bien des dermatoses, par exemple; que, de même, le traitement de la phthisie suppose l'intervention multiple d'une médication altérante ou reconstituante pour modifier la constitution substitutive, pour éteindre le catarrhe. On conçoit donc quels avantages on peut retirer de cette médication combinée dans une foule de cas où l'emploi de l'eau de Labassère, administrée seule, aurait été insuffisante.

CHAPITRE VIII.

ACTION DE L'EAU SULFUREUSE DE LABASSÈRE ET DE L'EAU ARSENICALE DE SALIES DANS LA DIATHÈSE HERPÉTIQUE.

L'herpétisme est une diathèse dont les manifestations se révèlent aussi bien sur les muqueuses que sur l'enveloppe externe. Très souvent on ne saurait douter cependant que cette diathèse est latente et se manifeste, même en dehors des moments d'éruption, par des caractères particuliers, par des accidents variés paraissant simultanément ou successivement sur les muqueuses, la peau, le système nerveux et les viscères.

Les éruptions dartreuses se montrent indifféremment sur toute la surface cutanée; ce sont : l'eczéma, l'impétigo, le pityriasis, le proriasis, le cnidosis, le pemphigus, l'acné, l'ecthyma, le furoncle, le prurigo, le lichen.

M. Guéneau de Mussy, après Pierre Frank, a beaucoup insisté

sur l'existence de dartres internes, véritables exanthèmes qui affecteraient le tégument intérieur de la même manière qu'elles se manifestent à la peau.

« Localisée sur la muqueuse oculaire, dit M. le professeur Castan, la dartre donne lieu à une ophthalmie spéciale ; sur la muqueuse du pharynx, du larynx, elle produit une laryngite, une pharyngite granuleuses... Des bronchites chroniques, des bronchorrhées, servent bien aussi de manifestations à la même diathèse... Sur le tube intestinal, la dartre produit des troubles divers dans les fonctions de l'estomac, des dyspepsies, des diarrhées opiniâtres ; sur les organes génitaux, elle donne lieu à des leucorrhées chez la femme, des blennorrhées chez l'homme. »

Ajoutons que des névroses variées surviennent, soit après la rétrocession de l'éruption, soit comme première manifestation. Sans parler des migraines, des névralgies diverses, intercostale, sciatique, faciale, des viscéralgies qui apparaissent dans le cours de la diathèse, on remarque encore des névroses convulsives, hystériformes, épileptiformes, et en particulier l'asthme. M. le professeur Combal, dans sa remarquable Thèse de concours, cite un cas de névrose hystériforme guérie par un traitement anti-dartreux.

L'arsenic est à l'herpétisme ce que l'iode est à la scrofule ; il domine donc la thérapeutique de cette diathèse. C'est ainsi qu'on a longtemps abusé de ce médicament sous toutes ses formes ; aussi les dermatologistes de nos jours s'efforcent d'en restreindre les applications, de sorte qu'on préfère l'usage des eaux arsenicales naturelles. On admet généralement qu'elles influencent surtout les formes sèches et héréditaires des dermatoses. Bazin croit que les herpétides l'indiquent de préférence, que les arthritides les contre-indiquent. Mais on voit la difficulté de cette distinction clinique. L'utilité des eaux arsenicales est donc un fait qui ne saurait être contesté dans le traitement des maladies chroniques de la peau. L'eczéma chronique, le psoriasis, la *lepra vulgaris*, l'ichthyose, le pityriasis, etc., sont les formes de l'herpétisme qui réclament le plus ce médicament, mais il faut surtout se baser, pour les employer, moins sur la forme de la dermatose que sur les caractères qui lui assignent une origine diathésique.

L'eau de Salies est un agent très efficace pour combattre la diathèse elle-même. Elle n'est encore employée qu'en boisson, en gargarismes, en injections dans les fosses nasales, en pulvérisations et en pédiluves. Nous avons défini la médication de Salies : une médication à la fois excitante et sédative. Ces deux idées ne comportent pas nécessairement contradiction. La sédation est l'action définitive et finale ; l'excitation est courte et est un peu le fait de la thermalité. Salies serait insuffisante et ne s'accommoderait donc pas à toutes les formes de la diathèse , si d'autres sources, telles que le Foulon, Salut, le Platane, Carrère-Lannes, Grand-Pré, Santé, etc., soit à cause de l'arsenic qu'elles renferment en proportions moins notables que Salies, soit à cause de leur faible minéralisation et de leur température, ne constituaient une médication essentiellement sédative, qui s'adapte à merveille à diverses formes de l'herpétisme, lorsque ces formes ne reconnaissent pas pour origine un état diathésique trop avancé, auquel cas on pourrait combiner l'eau de Salies.

Les bains du Foulon, par exemple, dont la température est de 35°, sont réclamés dans certaines formes de rhumatisme nerveux surtout uni avec l'herpétisme, dans certains cas peu avancés de paraplégie rhumatismale ou de paraplégie attribuée à une simple congestion des enveloppes de la moelle; dans certaines maladies de la peau avec prédominance de l'éréthisme, surtout dans l'herpétisme : « Le lichen, le psoriasis, l'eczéma, ayant résisté aux eaux sulfureuses les plus fortes de Barèges ou de Bagnères-de-Luchon, ont cédé quelquefois, dit Rotureau dans le Dictionnaire encyclopédique, même après un temps assez

5

court, à l'usage interne et externe des eaux de la source du Foulon. » D'autres fois, lorsque certaines affections cutanées laisseront une sécheresse et un épaississement notables du derme, la peau sera assouplie par l'usage de ces bains, les rides transversales seront effacées, et les surfaces desséchées seront peu à peu humectées par la transpiration insensible, etc., etc.

Salut réussira à merveille lorsque certaines affections gastroentéralgiques (gastralgie, dyspepsie, entéralgie, entérite chronique) se rattachent à l'herpétisme, que cette diathèse atteint les nerfs qui se répandent dans l'estomac et modifie la sécrétion de ses sucs ; sa médication est encore très justiciable, grâce à sa température (32°-33), dans les névroses, les névropathies générales, l'hystérie, les névralgies qui sont les symptômes d'un état constitutionnel, et, en particulier, de l'herpétisme, etc., etc.

M. Courty, dans son *Traité pratique des maladies de l'utérus*, rapporte que les eaux sédatives de Bigorre jouissent d'une grande vogue, et que certains médecins y ont envoyé indistinctement toutes les femmes; mais ce sont les formes si diverses de l'herpétisme qui donnent souvent des résultats inespérés. Les bains les plus sédatifs du Foulon, de Salut, du Platane, s'accommodent mieux à ces sortes d'affections dartreuses, de l'utérus, de la vessie, etc.

MM. Guéneau de Mussy pense, avec Fontan, que l'on pourrait remplacer Louesch par Bagnères : « Dans les formes les plus rebelles de l'herpétisme, les eaux arsenicales, comme celles de Louesch, ont été prescrites avec avantage... Bagnères-de-Bigorre pourrait remplacer Louesch ».

Comme M. Durand-Fardel, nous croyons aussi que la combinaison des sources ferrugineuses, si communes à Bagnères, avec les sources précédentes vient encore accroître leur richesse thermale. On peut ainsi traiter chez les femmes l'état nerveux, la chloro-anémie, la diathèse, la maladie constitutionnelle, qui exercent une grande influence sur les maladies de l'utérus, ou du moins s'opposent à sa guérison.

Cette influence des affections constitutionnelles sur les maladies de la matrice a été bien observée par MM. G. de Mussy, Durand-Fardel et Fontan. MM. Bernutz et Courty considèrent aussi les affections chroniques de la matrice comme dépendant très souvent de l'herpétisme.

Il serait trop long d'énumérer les diverses applications des sources sédatives de Bagnères dans ces états diathésiques peu accentués, alors que l'éréthisme nerveux est surtout en puissance. Grâce à elles, la médication altérante et sédative à la fois, qui doit s'adresser à des formes si diverses de cette diathèse, n'offre presque pas de lacunes. Dans les états diathésiques mieux caractérisés, Salies peut encore être combinée à ces sources et offrir en quelque sorte une dernière ressource.

Vers le milieu de ce siècle, les eaux sulfureuses thermales étaient presque considérées comme la médication spécifique de la dartre. Les mots « dartre et soufre, dit Patissier, se rencontrent presque toujours ensemble».

La réaction fut ensuite si forte, au sujet du traitement des dartres par les sulfureux, qu'un certain nombre de médecins ont entièrement banni le soufre et même les eaux sulfureuses thermales de la thérapeutique des dartres. Aujourd'hui l'expérience clinique est faite, et, s'il n'est pas prouvé que les eaux sulfureuses influencent l'herpétisme au point d'atténuer les manifestations ultérieures, on s'accorde néanmoins à dire que les dartres sèches : pityriasis, lèpre, ichthyose, etc., sont moins justiciables de l'action de ces eaux que les dartres humides : eczéma, impétigo dartreux, etc.

L'eau de Labassère n'étant encore utilisée qu'en boisson, le traitement externe des affections dartreuses de la peau par cette eau nous intéresse peu ; elle est surtout appropriée, jusqu'à ce jour, aux affections dartreuses internes : l'angine granuleuse, si bien étudiée dans sa nature par Chomel et N. G. de Mussy ; les dartres des narines, certains asthmes, certaines bronchites chroniques où l'emploi de l'eau sulfureuse faisait dire à Bordeu que cette eau était « son baume et son béchique »; quelques affec-tions de l'estomac, des intestins, sans oublier surtout certaines affections des organes génito-urinaires de l'homme ou de la femme. Dans toutes ces maladies, la médication interne est seule indiquée ou occupe le premier rang ; concurremment avec ce moyen, l'usage des gargarismes, des injections dans les fosses nasales, des pulvérisations, la combinaison, dans certains cas, de l'eau arsenicale de Salies avec l'eau sulfureuse de Labassère, con-stituent des auxiliaires indispensables.

CHAPITRE IX.

Action des eaux sulfureuses de Labassère et saline arse-nicale de Salies dans les affections scrofuleuses.

> Il faut aux maladies chroniques des médications chroniques, c'est-à-dire dans lesquelles le temps intervient comme facteur indispensable.
>
> (Peyrilhe.)

Après avoir attribué aux eaux sulfureuses en général une ac-tion spécifique dirigée contre les affections scrofuleuses, les auteurs en sont venus à une opinion moins absolue, et les progrès accomplis en thérapeutique ont permis d'affirmer qu'il n'y avait pas, à pro-prement parler, de spécifique contre les scrofules en général, que les eaux sulfureuses n'étaient pas susceptibles de modifier la constitution assez profondément pour que le germe de l'affection fût ordinairement détruit d'une façon radicale. Il s'agit donc, non pas de recourir à une médication unique qui ait en elle-même toutes les chances de succès, mais simplement de faire appel à une série de moyens qui, par leur nature et leur combinaison, soient capables d'imprimer à l'organisme un changement favorable. Nous devons donc, après avoir dit ce qu'est la scrofule en elle-même, en quoi consistent ses manifestations essentielles; nous devons montrer comment les eaux sulfureuses en général et comment les eaux de Labassère en particulier peuvent être employées pour le changement dont il vient d'être question.

La scrofule se caractérise par une perversion spéciale de la nutrition et par une atonie générales [1] qui peuvent être acquises ou héréditaires. Il en résulte une altération profonde de toutes les fonctions. Les ganglions lymphatiques, le tissu cellulaire, la peau, les muqueuses et les os, deviennent le siège d'infiltrations plastiques ou purulentes. Et ces lésions se développent souvent sous l'influence d'une cause occasionnelle extérieure.

Dans tous ces cas, le mode d'action de l'eau sulfureuse peut être double. Si l'on a affaire à une constitution débile, entachée de scrofule, sans que cette dernière ait eu le temps de localiser son action, l'eau sulfureuse, en stimulant tous les systèmes, pourrait combattre cette atonie générale de la nutrition. Mais si les ganglions, le tissu cellulaire, etc., sont déjà atteints, à l'action excitante tonique générale on verra se joindre l'action tonique locale, s'exerçant par élimination sur la muqueuse pulmonaire. Dans tous ces cas, il y aura une stimulation de la circulation locale des parties malades ; l'atonie, les engorgements seront dissipés.

Mais, pour qu'une eau sulfureuse représente la médication thermale des affections de nature scrofuleuse, comme le considère Bazin, il faut qu'elle agisse par un double élément d'exci-

---

[1] Au lieu de sang et de liquides normalement constitués, de cellules accommodées pour chaque tissu, pour chaque organe à leur constitution, à leurs usages, ces élaborations vicieuses donnent lieu à un sang pauvre, à des cellules lâches disposées à engendrer des éléments anormaux qui se résolvent en cellules purulentes, en granulations graisseuses, etc. (Professeur Boyer.)

tation : la chaleur et le soufre. Les sources sulfureuses froides ne produisent donc pas la même excitation.

L'eau sulfureuse froide de Labassère est de ce nombre, mais elle rachète par la richesse de sa minéralisation ce qui lui manque en thermalité. Du reste, les scrofuleux ne présentent pas toujours un type uniforme, auquel la même médication puisse toujours être appropriée. Les uns offrent un caractère général d'atonie ou de faiblesse, et cela à plusieurs degrés. L'eau de Labassère s'accommodera surtout aux formes les moins graves, lorsque le tissu cellulaire, les os, etc., plusieurs organes enfin, ne seront pas sous le coup de détermination morbide.

D'autres, au contraire, nous offrent un caractère d'excitabilité nerveuse : ce sont les scrofuleux très irritables. L'eau de Labassère, à faible dose, pourrait encore être prescrite ; mais, si le degré d'excitation nerveuse est par trop accentué, la médication de l'eau de Salies, combinée ou non avec celle de Labassère, sera mieux appropriée. Nous ajouterons que l'eau de Labassère est surtout efficace quand il s'agit des diverses manifestations bronchiques et laryngiennes.

L'arsenic a été depuis longtemps déjà regardé comme modificateur puissant de la scrofule. Baudelocque avait mis sur son compte plusieurs cas de guérison ; mais cette substance, en ce qui concerne ses vertus anti-scrofuleuses générales, lui inspirait une confiance médiocre. En 1860, Bouchut a repris ce médicament contre la scrofule. L'arsenic lui aurait rendu de réels services ; son action topique et corroborante exercerait sur la nutrition des tissus des effets énergiques, en excitant l'appétit, les forces et la nutrition, surtout chez les enfants. Il améliorerait d'autant plus l'état des sujets qu'ils ne seraient pas encore arrivés à un état cachectique trop avancé : « Là où il guérit, dit-il, c'est lorsque la manifestation locale est bornée à la peau, aux muqueuses et aux glandes lymphatiques suppurées. Hors de là, dans la tuberculose et dans les maladies des os, ce n'est qu'un bon palliatif ».

Quoiqu'il imprime une modification favorable aux coryzas, aux blépharites, aux adénites suppurées d'origine scrofuleuse, il ne faut pas le considérer comme un anti-scrofuleux au même titre que l'iode. L'eau de Salies agira donc en modifiant la nutrition comme un reconstituant énergique. Son application répond à celles des préparations arsenicales. Dans presque tous les cas, elle sera utilement combinée avec l'eau de Labassère.

Les conditions de stimulation tonique reconstituante que réclament certaines constitutions lymphatiques dans le rhumatisme, la chloro-anémie, trouveront aussi ces qualités aux sources de la Reine et du Dauphin, lesquelles ont l'avantage d'être administrées en bains et en boissons et renferment aussi de l'arsenic.

CHAPITRE X.

ACTION DE L'EAU SULFUREUSE DE LABASSÈRE ET DE L'EAU ARSENICALE DE SALIES DANS LA DIATHÈSE TUBERCULEUSE.

On peut, en général, appliquer ces eaux minérales au traitement de la phthisie, pour obtenir : 1° une action sur l'état diathésique qui est la cause efficiente du développement du tubercule, ou bien qui peut provoquer cette affection ; 2° une action sur l'état catarrhal qui marche avec la tuberculisation pulmonaire, ainsi que sur les désordres pulmonaires concomitants (engorgement ou pneumonie chronique).

En vertu de l'action excitante énergique de Labassère, et, d'autre part, de l'action bien moins stimulante de Salies, elles présentent l'une et l'autre des indications ou des contre-indications qui se rapportent : 1° à la forme de la phthisie ; 2° à son degré ; 3° à la disposition plus ou moins grande aux congestions ou aux hémoptysies; 4° à l'absence ou à la présence d'un état d'éréthisme circulatoire.

1° Il y a des phthisies qui réclament la médication sulfureuse : celle des scrofuleux et des lymphatiques, par exemple, que les Allemands appellent torpide, et pour laquelle on ne doit pas redouter une excitation suffisante. Toutefois Patissier conseille plutôt, même dans ces cas, les sources sulfureuses froides, qui sont moins stimulantes. La source de Labassère, qui ne présente qu'une température de 11°, semblerait donc indiquée.

2° Relativement au degré de la phthisie, ce sont moins les signes physiques de l'auscultation et de la percussion que les conditions générales de la santé, ainsi que l'état de la nutrition, qui doivent nous guider, car, selon la remarque judicieuse de Pidoux, on est souvent plus en danger avec une phthisie du premier degré qu'avec une phthisie du troisième.

Une caverne n'est donc pas absolument une contre-indication de l'eau sulfureuse de Labassère, si, par ailleurs, l'état général n'est pas mauvais, et si, la nutrition n'ayant pas trop souffert, la fièvre continue n'en contre-indique pas l'emploi.

3° En ce qui concerne la circulation, l'état fébrile est une contre-indication absolue à l'emploi de l'eau sulfureuse de Labassère. G. Gigot-Suard considère cette fièvre comme produite par le travail inflammatoire local qui se passe autour du tubercule, et la distingue de l'éréthisme cardio-vasculaire, constant chez les tuberculeux, lequel ne se manifeste que par des palpitations, un accroissement de la fréquence du pouls, mais sans élévation de la température. Cet orgasme cardio-vasculaire ne contre-indiquerait pas, d'après cet auteur, l'eau sulfureuse au même titre que la fièvre proprement dite.

4° Une contre-indication plus formelle, c'est la tendance aux congestions et aux hémoptysies. Darralde a insisté sur cette contre-indication. On conçoit, en effet, que l'action stimulante de l'eau de Labassère serait plutôt funeste.

Administrée dans ces conditions, l'eau de Labassère ne guérira pas la phthisie, mais arrêtera la production tuberculeuse et prolongera le sommeil de la diathèse. Peut-être dans quelques cas, en tarissant la sécrétion purulente que fournit la membrane pyogénique, pourra-t-elle faciliter la cicatrisation des cavernes.

Il n'est pas étonnant que l'arsenic, qui à faible dose stimule l'appétit, la nutrition et l'énergie vitale, trouve une indication rationnelle dans une affection marquée au coin d'une asthénie profonde ou d'une détérioration nutritive avancée. Isnard, après Bouchut, a montré combien cet agent rend de services dans certaines formes de scrofule et de lymphatisme. Or, comme ces états constitutionnels sont les sources les plus fréquentes de la phthisie, on comprend l'utilité des arsenicaux dans certains cas. L'eau arsenicale de Salies trouve donc son emploi dans certains cas de phthisie ; elle sera toujours indiquée dans la période ultime de cette affection avec fièvre hectique, consomption, tubercules ramollis ou suppurés et cavernes. Contrairement à l'eau de Labassère, qui est plutôt contre-indiquée à cette période, à cause de la fièvre hectique, elle abrégera, suspendra même les redoublements fébriles. On sait en effet que, sous l'influence des arsenicaux, les sueurs nocturnes et cet éréthisme général qui font redouter l'eau de Labassère, sont affaiblis; qu'à mesure que la fièvre diminue, l'appétit, la digestion, la nutrition sont réveillés ; que les forces reviennent ; il n'y a pas jusqu'aux lésions locales qui ne puissent être améliorées. La toux, l'oppression diminuent; l'expectoration, de purulente, peut devenir muqueuse.

Ces faits sont la preuve de la reconstitution générale et de l'influence que les arsenicaux exercent sur les bronches et les cavernes pulmonaires. Étant donné que l'eau de Salies renferme de l'arsenic en quantité notable, il était facile de prévoir, après les résultats obtenus avec l'arsenic par certains auteurs, notamment par Trousseau et Isnard, que cette eau modifie les accidents colliquatifs. Son action moins stimulante que celle de l'eau de Labassère, le ralentissement et l'abaissement qu'elle exerce sur la circulation et la température, la font préférer ou combiner à l'eau de Labassère dans certains cas.

Il y a des phthisiques, en effet, qui sont d'une extrême impressionnabilité vis-à-vis de la médication hydro-sulfureuse. On la pressent, pour ainsi dire, à la coloration du visage, à la facilité avec laquelle la circulation est activée. D'autres fois, cette impressionnabilité est réveillée par l'usage de l'eau de Labassère. Ailleurs, il y aura d'emblée une véritable disposition aux congestions et aux hémoptysies, ou bien cette disposition latente sera réveillée par l'eau de Labassère. L'eau de Salies sera alors indiquée, combinée ou alternée avec l'eau de Labassère, selon les cas et le degré particulier d'irritabilité. « Dans la grande majorité des cas, dit M. de Lagarde, l'eau saline-arsenicale de Salies, prise en boisson, a coïncidé avec la cessation de l'hémoptysie : nous revenions à l'eau de Labassère, et souvent les hémorrhagies ne tardaient pas à reparaître. L'eau de Labassère se trouvant, comme on le sait, à Bagnères-de-Bigorre, rien n'est plus commun que d'alterner, dans les traitements des phthisiques, l'eau sulfureuse avec les sources salines-arsenicales.

» L'eau de Salies ne sera pas un agent véritablement curatif de la tuberculose ; c'est en modérant les combustions, et par conséquent la fièvre, en stimulant la nutrition et l'énergie vitale, qu'elle opérera. »

CHAPITRE XI.

L'EAU SULFUREUSE DE LABASSÈRE ET L'EAU ARSENICALE DE SALIES DANS LA DIATHÈSE SYPHILITIQUE.

Bien des divergences ont régné sur le traitement de la syphilis par les eaux minérales, les uns considérant celles-ci comme nuisibles, les autres les rangeant parmi les panacées de cette diathèse. On s'accorde à reconnaître aujourd'hui qu'elles sont un auxiliaire de la médication spécifique, subordonné plutôt à la marche des accidents, à leur complication, au développement de l'état cachectique, aux effets d'un traitement préalable. Quant au virus lui-même, elles ne sauraient en arrêter le progrès.

Elles n'entravent pas plus l'évolution des accidents; on a même cité des exemples d'aggravation sous l'influence d'une application stimulante, à la période aiguë de ces accidents.

En ce qui concerne les manifestations secondaires ou tertiaires, on admet, depuis Hunter, que l'action que les eaux exercent sur elles n'est nullement spécifique; que, si elles ont souvent pour effet d'affaiblir ou de faire cesser les accidents, ceux-ci n'en reparaissent pas moins et même quelquefois avec une nouvelle intensité.

Mais les eaux thermales seront surtout efficaces pour faire cesser, par leur association avec la médication spécifique, la résistance que certaines constitutions opposent à cette dernière. De même, l'intervention des affections rhumatismales, herpétiques, scrofuleuses, dans le cours d'une syphilis, et réciproquement,

---

[1] Voyez la publication de M. Pégot sur les Eaux sulfureuses de Luchon, la Thèse de M. Astric, et son Mémoire.

[2] Voyez aussi les Études intéressantes d'Andrieu sur les Eaux-Bonnes.

peut produire des complications étrangères aux accidents syphilitiques, lesquels, dans certains cas, s'ajouteront même à quelque condition hétérogène. Les eaux minérales luttent contre ces complications, et l'altérant spécifique aura son plein effet pour faire résorber plus rapidement les productions morbides de la syphilis.

Supposons maintenant qu'une syphilis soit traitée méthodiquement, qu'elle ait été poussée, selon l'expression de M. Ricord, jusqu'à l'action pathogénique : il en résultera un état cachectique que l'appauvrissement du sang caractérise par-dessus tout. Les ressources de la thérapeutique seront souvent impuissantes à en arrêter le progrès.

L'arsenic et le soufre sont loin de posséder contre le virus syphilitique une puissance égale à celle des deux agents réputés spécifiques. Cependant, à un moment donné, leur action, si elle ne s'exerce pas contre l'intoxication syphilitique, se portera du moins contre quelques-unes de ses modifications. Après l'iode et le mercure, l'arsenic et le soufre viennent achever la cure.

Dans certains cas où la coïncidence des affections rhumatismales, herpétiques ou scrofuleuses, dans le cours de la syphilis, ne permet pas de distinguer ce qui appartient à l'une et à l'autre, la spécialisation de l'eau sulfureuse de Labassère et de l'eau arsenicale de Salies, selon les cas, dégagera l'inconnu.

L'eau sulfureuse modifiera l'élément scrofuleux prédominant, l'eau de Salies l'élément herpétique, par exemple.

De même, dans ces accidents secondaires et tertiaires persistants et opiniâtres malgré la médication spécifique, Labassère et Salies, selon les cas, feront cesser cette inertie de la médication. En stimulant les fonctions digestives, en reconstituant l'organisme, elles atténueront cet état d'anémie et d'anervie générales qui résulte du traitement et de la maladie, état qui serait plutôt aggravé par le mercure et l'iodure de potassium. Mais les ressources de Salies et de Labassère répondent surtout à la réparation des désordres fonctionnels et des altérations organiques, conséquence de la médication spécifique et de la diathèse elle-même. On trouverait difficilement un meilleur concours de moyens capables de restaurer l'organisme. L'usage interne des eaux ferrugineuses peut se recommander à divers titres pour le même but.

Reste à décider si, en l'absence des accidents syphilitiques, l'eau sulfureuse de Labassère peut provoquer ou simplement exagérer les manifestations cutanées de la syphilis, pour s'assurer si la syphilis n'est plus en puissance et si elle a entièrement cédé au traitement antérieur. L'eau de Labassère, qui n'est encore utilisée qu'en boisson, ne suffirait pas sans l'usage combiné des bains de vapeur, dont l'action dynamique aboutit à des phénomènes de stimulation. Dans ce cas, c'est en général sur la peau que cette suractivité des manifestations diathésiques se prononce; le tégument externe se fluxionne après un temps plus ou moins long, et l'éruption consécutive à cette excitation locale, accrue par le mouvement imprimé à toute l'économie, revêt les signes de la diathèse.

Le même traitement permettrait de discerner les douleurs rhumatismales, qu'il atténue ou enlève, d'avec les douleurs ostéocopes, qu'il ne peut amoindrir.

CHAPITRE XII.

SALIES ET LABASSÈRE DANS LA DIATHÈSE RHUMATISMALE.

Si le rhumatisme, par ses allures, par sa marche, paraît se rattacher souvent aux maladies aiguës, il n'en est pas moins vrai qu'à côté des manifestations articulaires il existe un principe « qui les domine et qui leur donne, dit M. le professeur Castan, la persistance et la ténacité qu'elles possèdent ». Si l'on songe, d'autre part, à la facilité avec laquelle le rhumatisme est transmis par l'hérédité ou se dissémine sous des formes diverses sur différents organes, on n'hésitera pas à le ranger dans le groupe des états morbides chroniques.

Le rhumatisme se localise de préférence sur les grandes articulations, mais ses manifestations se déplacent facilement. Il n'est pas rare de le voir se localiser dans d'autres organes : cœur, poumons, centres nerveux, etc. Il se révèle souvent alors par des modes différents, tels que : inflammation, hypersécrétion, névralgies, paralysies, convulsions, etc.

Le traitement du rhumatisme n'est pas indépendant de la qualité des eaux, de leur minéralisation propre. On s'accorde néanmoins à reconnaître qu'il exige surtout la réunion de deux circonstances: 1° une haute thermalité; 2° l'intervention d'agents hydrothérapiques suffisants. Comme les eaux thermales, les moins minéralisées surtout, s'adressent au rhumatisme, on en a conclu que les eaux douces, élevées à une égale température, déterminent des effets semblables. Mais l'application des eaux minérales amène toujours un certain degré d'excitation des fonctions cutanées et une tonicité particulière qui les distingue parfaitement des eaux douces.

On sait que les eaux minérales les plus efficaces contre les rhumatismes contiennent de l'arsenic. G. de Mussy en conclut que cet agent thérapeutique joue un rôle important dans le traitement des rhumatismes, et fit prendre à domicile, dans le rhumatisme noueux, des bains renfermant cette substance. « Depuis, dit Vauquelin, son élève, grâce à l'emploi de ce moyen, il a obtenu des succès manifestes. »

M. Beau, ainsi que plusieurs autres, ont généralisé cette méthode et emploient concurremment avec les bains l'arsenic à l'intérieur.

L'action médicatrice des eaux de Bagnères-de-Bigorre dans le rhumatisme est depuis longtemps déjà fort répandue. Rotureau s'exprime ainsi dans le Dictionnaire encyclopédique des Sciences médicales :

« C'est dans le rhumatisme chronique, sous toutes ses formes et toutes ses manifestations, paralysie de la sensibilité et même du mouvement, névralgies faciales, sciatiques, etc., que la vertu des eaux hyperthermales de Bagnères-de-Bigorre mérite d'être remarquée. »

La statistique des maladies traitées à Bagnères par les docteurs Lemonnier et de Lagarde vient confirmer la remarque du savan praticien. Sur 457 rhumatisants qui avaient réclamé leur direction pour l'usage des eaux, plus de 320 ont obtenu un amendement rapide dans le symptôme douloureux et une amélioration très notable dans le jeu des parties affectées. La découverte de l'arsenic dans un grand nombre de sources de Bagnères par M. de Lagarde rend compte de pareils succès dans le traitement de cette maladie. On prescrit habituellement Saint-Roch, la Reine, le Dauphin. Ces sources, douées de qualités médicamenteuses réelles, trouvent encore dans le développement des pratiques balnéo-thérapiques un auxiliaire utile. Elles ne ressemblent en rien à ces eaux fortement minéralisées et à thermalité élevée dont l'emploi est beaucoup plus délicat et ne peut s'appliquer qu'à des cas très restreints.

Quelquefois cependant un choix judicieux de l'une ou l'autre de ces sources doit remplacer les indications banales du rhumatisme simple. Ainsi, on voit souvent dominer, chez certains rhumatisants, les caractères d'une constitution lymphatique.

Chez ces individus, on emploiera concurremment avec l'une de ces sources l'eau sulfureuse de Labassère. Les sources de la Reine, du Dauphin surtout, qui représentent une médication sédative moins franchement accentuée, et qui sont stimulantes, reconstituantes, s'accommodent à ces constitutions lymphatiques dont l'érhétisme nerveux est moins prononcé.

D'autres fois, ce sont les caractères d'une constitution névropathique qui dominent chez les rhumatisants [1]. Le rhumatisme nerveux, mobile, musculaire ou articulaire, se fixant volontiers sur le trajet des nerfs ou bien sur les organes viscéraux, sur l'appareil utérin, rencontre une médication très appropriée aux eaux du Foulon, combinés ou non avec l'eau de Salies. Nous ferons une mention spéciale de la cachexie rhumatismale avec paraplégie, contractures, etc... L'eau de Salies sera utilement combinée dans tous ces cas. Les sciatiques paraissent également justiciables de cette médication. Il en est de même de certains rhumatismes musculaires qu'il ne faudrait pas confondre avec certaines névralgies ; la direction, l'intensité de la douleur, serviront à les différencier. Il faut distinguer aussi le rhumatisme musculaire d'avec les douleurs produites par des diathèses ou d'autres états morbides tels que la scrofule, la dartre, la syphilis, l'hystérie, etc.

Le rhumatisme atteint encore certains organes viscéraux sous forme de gastralgie, d'entéralgie, ou sous d'autres formes difficiles à reconnaître à cause de leur ressemblance avec les altéra-

---

[1] C'est dans ce cas que nous avons vu fréquemment le professeur Combal administrer les eaux arsenicales.

Toute disposition inflammatoire, congestive, névropathique, contre-indiquerait les eaux sulfureuses.

tions produites par d'autres états morbides. Tous ces cas sont encore justiciables des bains du Foulon et de l'eau de Salies.

Dans ces rhumatismes irréguliers, lorsqu'il y aura déplacement évident de la manifestation rhumatismale, et qu'il sera prudent de rappeler celle-ci à son siège primitif, l'eau de Salies, dès qu'une installation analogue à celle du Mont-Dore sera effectuée, offrira vraisemblablement une médication mieux appropriée.

En résumé, les caractères d'une constitution, soit lymphatique, soit névropathique, représentent deux types qui comprennent la grande majorité des cas, et qui nous conduisent par degrés, l'un jusqu'aux rhumatismes scrofuleux, auquel cas on emploiera les bains de Saint-Roch, de la Reine ou du Dauphin, et l'eau sulfureuse de Labassère en boisson, sans craindre de produire une excitation trop forte; l'autre jusqu'au rhumatisme nerveux, l'une des formes les plus opiniâtres des névroses. On trouvera alors dans l'eau de Salies, combinée avec les bains sédatifs du Foulon, une ressource ultime.

CHAPITRE XIII.

> Tous les éloges que l'on prodigue aux eaux minérales sont vains et dangereux tant qu'on ne spécifie pas les cas de leur application.   (PATISSIER.)

L'étude qui suit ne se trouve que dans une série d'ouvrages épars, que les médecins n'ont pas toujours à leur disposition. Nous avons pensé qu'un résumé des applications variées des eaux thermales qui contiennent de l'arsenic en proportions notables aurait quelque utilité.

Les affections n'ont été groupées dans les Tableaux qui suivent, qu'après un choix rigoureux et après l'étude approfondie des principaux auteurs.

Ces tableaux nous permettent eu même temps de classer Salies.

LA BOURBOULE.

La constitution des eaux de la Bourboule est fort remarquable ; leur prédominance en chlorure de sodium (2^{gr}, 8), les proportions

6

de bicarbonate de soude (2^{gr},892), leur température élevée, le chiffre de l'arsenic, leur assignent une place spéciale parmi les eaux thermales.

La spécialité de cette eau résulte surtout de sa richesse en arsenic. L'eau de la source Perrière, la plus riche, en renferme 7^{mg} par litre, soit 28^{mg} d'arséniate de soude. L'eau des sources Fenestre, les plus pauvres, en contient encore de 0^{mg}, 9 à 1^{mg}, correspondant à 3^{mg},8 et 4^{mg},1 d'arséniate de soude. Or, l'eau du Mont-Dore et de Salies renferme dix-huit fois moins de cette substance que l'eau de Perrière. Les autres sources arsenicales tiennent un rang intermédiaire :

	Arsenic.		
Cransac................	6 millig., 3		
Hammam Meskoutin......	1 à 5	—	
La Dominique de Vals.....	0	—	7
Le Bouquet de Vichy.....	0	—	13
Le Crucifix de Plombières.	0	—	2
Bussang	0	—	2

De toutes ces sources, la Bourboule est donc la plus riche en arsenic. Un fait digne de remarque, c'est que les États-Unis d'Amérique, où la minéralisation est à la fois si originale et si riche, non plus que l'Espagne, la Suisse, l'Allemagne, l'Autriche, etc., ne présentent pas d'eau de cette richesse. Les proportions de cette minéralisation ne nous permettent pas d'établir un rapprochement entre la Bourboule, le Mont-Dore et Salies. On sait en effet que l'on redoute sa médication dans la plupart des affections des voies respiratoires. M. Nicolas, médecin consultant à la Bourboule, qui nous a donné dans ces derniers temps une étude complète des effets physiologiques et thérapeutiques de cette station, a décrit avec une grande exactitude la fluxion irritative qui se produit au début de la cure sur la muqueuse respiratoire. Il insiste d'une façon spéciale sur les précautions qu'exige l'em-

ploi de cette eau arsenicale dans les maladies des voies aériennes, où on ne doit l'administrer « que l'oreille sur la poitrine.»

D'autre part, les proportions notables de chlorure de sodium,
lequel, d'après Richelot, envelopperait l'arsenic, et, d'après Gubler, serait son antagoniste, contribuent à donner aux eaux de
la Bourboule des indications particulières dans le lymphatisme
et la scrofule, surtout dans ce qu'on a appelé la scrofule torpide.
L'action énergique de ces eaux les rend encore plus précieuses
dans les formes graves de cette diathèse. La Bourboule est la
station des enfants, des débilités, des chétifs, des rhumatisants.

La cure dans la syphilis doit être restreinte aux accidents tertiaires, mais les affections cutanées lui fournissent le plus fort
contingent. Les fièvres intermittentes paludéenes ayant résisté à
tous les médicaments antipériodiques et durant depuis plusieurs
années, peuvent espérer la guérison, ou du moins une amélioration notable. Les bicarbonates qu'elle contient ajoutent à son importance dans le cas où le trouble des fonctions digestives réclame
une attention spéciale.

Elles sont contre-indiquées dans les maladies trop rapprochées
de l'état aigu, dans les affections organiques du cœur et des gros
vaisseaux, dans la disposition aux congestions actives et aux
apoplexies, dans la goutte à tous ses degrés, et dans la phthisie
pulmonaire.

On le voit, les eaux de la Bourboule présentent des indications
qui diffèrent en tout point de celles des eaux du Mont-Dore et
de Salies.

(Voir le Tableau ci-après.)

TABLEAU II. — **La Bourboule.**

Applications communes.	Spéciales.	Secondaires.
Scrofule à toutes ses périodes et à tous ses degrés, depuis le lymphatisme jusqu'aux nécroses osseuses, accompagnant le degré le plus avancé de la diathèse strumeuse. Scrofulide. Engorgement des ganglions lymphatiques. Inflammation. Boursouflement. Suppuration des membranes muqueuses, auriculaire, oculaire, ou pituitaire, etc. Tumeurs blanches. Carie superficielle ou profonde des cartilages ou des os. Incurvation de la colonne vertébrale, suites de rachitisme. L'action curative de ces eaux sera d'autant plus marquée dans ces affections que les accidents strumeux sont plus profonds.	Rhumatismes chroniques. Douleurs articulaires, musculaires, etc. Fièvres intermittentes, ayant résisté aux médicaments anti-périodiques. De même, névralgies à formes périodiques. Eczéma chronique.	Érythème, urticaire, prurigo, lichen, impétigo chronique, acné, mentagre, pityriasis, psoriasis, etc. Érysipèles périodiques des femmes à l'époque de la ménopause.

CHAPITRE XIV.

Parallèle entre le Mont-Dore et Salies.

La médication de Salies et de Labassère s'applique d'une façon spéciale aux affections de l'appareil respiratoire : catarrhe
bronchique, asthme, phthisie pulmonaire, etc., toutes affections
également traitées au Mont-Dore. Mais cette spécialisation commune à Bagnères et au Mont-Dore est-elle inhérente à la nature
de ces eaux, et dans ce cas quel rapprochement établir entre
leur mode d'action ? Aucun : on rencontre un contraste absolu
entre ces deux médications. A Bagnères, que l'on combine ou
non les eaux de Labassère et de Salies, on recherche l'application d'un principe médicamenteux que l'on s'attache à dégager
de tout agent accessoire et à réduire à sa plus simple expression. On emploie surtout l'eau minérale en boisson. Le bain
n'est qu'accessoire, la douche exceptionnelle. L'étuve est écartée,
et, si l'on a recours à l'inhalation, ce n'est qu'après avoir isolé
autant que possible les éléments sulfureux ou arsenical.

Au Mont-Dore, au contraire, la maladie est attaquée d'une
façon directe et indirecte ; mais, la boisson étant reconnue insuffisante, on emploie surtout habituellement une médication révulsive et déplétive, perturbant l'organisme en produisant une
diaphorèse abondante. Ainsi, on a recours surtout aux bains très
courts et très chauds. La douche est d'un usage journalier. Si
l'on emploie l'inhalation, c'est dans une véritable étuve, et la
vapeur d'eau forcée qui résulte de l'élévation de l'eau minérale
à l'ébullition, en constitue l'élément essentiel. Ce mode de médication est tellement en usage que Bertrand, qui ne l'a pas créé,
dit au sujet des bains tempérés, plus spécialement indiqués pour

les malades excitables ou comme moyen de préparation aux bains chauds : « Bien que ces derniers aient une bonne part à revendiquer dans de nombreuses guérisons, je ne doute pas que les eaux du Mont-Dore ne tombent en désuétude si jamais ces bains sont mis en première ligne des sources que l'on y trouve, si l'usage vient à les faire prévaloir sur les grands bains ».

Considérons d'autre part les phénomènes qui résultent de l'immersion de ces grands bains, ainsi dénommés à cause de leur haute thermalité : d'abord spasmes, anxiété, suffocation ; on sort à plusieurs reprises du bain avant de pouvoir supporter ce milieu inusité ; bientôt le pouls devient large et fréquent, et après un quart d'heure arrive à 100 pulsations. La respiration est précipitée, la face devient rouge et se couvre de sueur. Quand on sort du bain, la peau se colore et laisse suinter une sueur abondante ; c'est un véritable état fébrile, comme le dit Bertrand lui-même. C'est seulement lorsque le baigneur est reporté dans son lit que le pouls, la respiration, reviennent insensiblement à leur état normal. La sueur ruisselle alors sur tout le corps, laquelle ne doit pas dépasser trois quarts d'heure, et persister aussi abondamment après quelques jours de ce traitement. Sans cela, ces immersions, qui affaibliraient outre mesure, seraient plutôt nuisibles. Du troisième au quatrième jour, les douleurs de rhumatisme, de névralgie, s'éveillent ou s'exaspèrent, et le pronostic, dit Bertrand, est d'autant plus favorable que ces douleurs prennent un caractère plus aigu.

On le voit : d'après Bertrand, la sueur, insuffisante par le seul fait de la boisson, est provoquée si abondamment sous l'influence de cette haute thermalité, que tous les observateurs qui se sont succédé depuis le commencement du siècle lui accordent toute leur attention et reconnaissent la plus grande valeur à son apparition.

D'autres attribuent au gaz acide carbonique et au carbonate de soude une part importante pour la stimulation de la peau.

Richelot n'hésite pas à attribuer à l'arsenic la majeure partie de cette action. Bertrand, au contraire, avoue que les bains tempérés, s'ils fussent d'un emploi plus fréquent, feraient tomber en désuétude les eaux du Mont-Dore, et que les qualités à la fois ferrugineuses-carbonatées et arsenicales de ces eaux peu minéralisées ne pourraient leur imprimer aucune véritable caractérisation. D'autre part, les divers auteurs, Rotureau entre autres, assignent à l'hydrothérapie thermale la plus large part d'action. Nous dirons dans un travail ultérieur ce qui appartient à l'action médicamenteuse de l'eau et à la thermalité humide. Nous pouvons affirmer d'avance cependant que Salies, grâce à l'eau sulfureuse de Labassère, possède un champ d'application plus étendu. Une médication plus simple, plus directe et moins fatigante que celle du Mont-Dore, suffit dans la plupart des cas, et il reste à démontrer si l'eau du Mont-Dore n'est surtout efficace qu'à l'aide de sudations forcées, comme le prétendent Bertrand, Rotureau et d'autres observateurs.

Car on sait que pour les gens atteints d'anémie et de chlorose, par exemple, une diaphorèse abondante est nuisible ; que, pour les asthmatiques purement nerveux ou chez lesquels l'élément nerveux prédomine, elles sont préjudiciables. M. Bertrand affirme du reste que l'asthme nerveux ne dépend pas du Mont—Dore. Les phthisiques, disposés aux sueurs nocturnes et souvent diurnes, les tuberculeux eux-mêmes, ne pourraient tolérer cette pratique ; il n'y aurait que les rhumatismes chroniques et les affections avec prédominence de l'élément catarrhal-bronchique, ainsi que les maladies de la poitrine symptomatiques d'une affection dartreuse et goutteuse qui seraient justiciables de cette médication.

TABLEAU III. — **Mont-Dore.**

Applications spéciales.

Maladies chroniques des voies respiratoires en général.

Coryza chronique avec ulcération de la membrane de Schneider. — Pharyngites chroniques et granuleuses. — Laryngites et trachéites chroniques. — Bronchites avec expectoration abondante.— Bronchorrhées. — Catarrhes bronchiques, pneumonies, pleurésies chroniques même avec épanchement.

Asthme sans lésion du cœur ou des gros vaisseaux, sans emphysème trop avancé, excepté l'asthme essentiel.

Phthisie pulmonaire : au 2° degré, qui est la période de complication catarrhale de la phthisie laryngée ; et au 3° degré, sans colliquation ni fièvre hectique.

Communes.

Chloro-anémie , surtout si la chlorose coïncide avec une aménorrhée , une dysménorrhée ou une leucorrhée.

Dyspepsie. — Gastro-entéralgies surtout de cause rhumatismale.

Accidents divers produits par les hémorrhoïdes disparues.

Rhumatismes articulaires ou musculaires chroniques.

Névralgies. — Sciatiques, suite de refroidissement.

Secondaires.

Atrophie musculaire généralisée. Paralysies sine materiâ.

Contractures essentielles survenant après les fièvres continues, les embarras gastriques, les rhumatismes, etc.

La gêne du mouvement, suite de blessures, de cicatrices vicieuses, de fractures, de luxations.

Affections utérines. — Engorgements du corps et du col de l'utérus, granulations et excoriations du col.

Les eaux de Mont-Dore sont de plus une *pierre de touche* servant à distinguer si les douleurs ou d'autres accidents ne sont pas dus à une syphilis larvée.

Certains kystes uniloculaires de l'ovaire non *complètement curables, mais dont le liquide peut se résorber en partie.*

TABLEAU IV. — **Bagnères-de-Bigorre.**

Applications spéciales et communes.

Laryngite simple ou catarrhale.

Laryngites chroniq. { granuleuse. / tuberculeuse / syphilitique.

Névroses de la voix.

Bronchites { catarrhales. / chroniques, etc.

Pleurésie symptomatique de la phthisie.

Hémoptysies avec tubercules.

Phthisie.

Coryza chronique avec ulcérations de la membrane de Schneider.

Angines { catarrhale. / amygdalite. / herpétique.

Angines { granuleuse. / scrofuleuse. / syphilitique.

Asthme même nerveux.

Ulcères invétérés, atoniques.

Panaris, etc.

Plaies de mauvaise nature.

Applications secondaires.

Salies et Labassère combinées avec d'autres sources.

Gastralgie { / Dyspepsie } suite de diathèses. / Diarrhée {

Rhumatismes.

Fièvres intermittentes chroniques.

Chloro-anémie.

Maladies cutanées de cause diathésique.

Eczéma.

Acné.

Prurigo.

Pityriasis.

Pellagre.

Impétigo, etc.

CHAPITRE XIV.

Parallèle entre Salies et Plombières.

Les résultats obtenus avec l'arsenic, même à très faible dose, notamment dans les maladies chroniques des voies aériennes, pourraient faire penser, après la découverte de cette substance en proportions notables dans les eaux de Plombières, que celles-ci doivent trouver de nombreuses applications dans certains états pathologiques des voies respiratoires (bronchite chronique, asthme, laryngite, etc.). La pratique n'a point confirmé ces données, qui paraissaient pourtant reposer sur une saine analogie. Il est facile, en jetant les yeux sur les Tableaux suivants, de se convaincre que l'on ne peut établir presque aucun rapprochement entre Salies et Plombières, tandis que le Mont-Dore nous présente une analogie frappante avec Salies.

A quoi tient donc cette différence d'action? A la thermalité? aux matières minérales organiques contenues dans ces eaux? Les sources des Dames et du Crucifix, à Plombières, ont une température aussi élevée que Salies, et plus élevée que les sources du Mont-Dore, et particulièrement de César et de la Madeleine. Il faut dire cependant que les eaux du Mont-Dore et de Salies sont plus minéralisées, que l'arsenic est vraisemblablement en proportions plus notables. Mais nous ne pensons pas que cette différence suffise pour nous expliquer les divers effets obtenus. D'autre part, les effets physiologiques des sources de Plombières nous présentent plus d'analogie avec ceux des eaux de Salies et du Mont-Dore. Ainsi, l'ingestion des deux sources thermales qui alimentent les buvettes du Crucifix et du bain des Dames occasionnent, la dernière surtout, une chaleur marquée au creux épigastrique, une légère augmentation de l'urine, une diaphorèse abondante. En outre, ces eaux, prises à l'intérieur, sont excitantes des systèmes nerveux et circulatoire. Les pulsations artérielles sont notablement accélérées, en même temps qu'une stimulation appréciable de l'innervation se produit. Le plus souvent elles augmentent l'appétit, font désirer les aliments, et facilitent les digestions. Quelquefois cependant elles causent des pesanteurs d'estomac, de l'anorexie, du dégoût pour la nourriture et pour les boissons, enfin un véritable embarras gastrique. Presque toujours les buveurs éprouvent, dans les premiers jours de la cure, une constipation de courte durée; ces eaux ne manifestent aucune action du côté des voies respiratoires. On n'a, de même, jamais assigné d'action physiologique spéciale aux bains, aux douches et aux étuves de Plombières.

Les eaux du Mont-Dore n'ont souvent pas d'action physiologique bien marquée. Quelques personnes cependant trouvent l'eau de la buvette de la Madeleine assez difficile à digérer pendant les premiers jours de la cure. Lorsque les buveurs sont accoutumés à son usage, elle augmente l'appétit. Il arrive assez fréquemment aussi que la diarrhée, accompagnée de coliques, de borborygmes, etc., survient vers le cinquième ou sixième jour de l'ingestion de l'eau, et force d'interrompre la cure pendant quelques jours. A ce dérangement du corps s'ajoute presque toujours de la constipation, qui persiste jusqu'à la fin du traitement. D'autres fois la diarrhée et la constipation alternent pendant la fréquentation de la buvette Madeleine. Ceux qu'affecte un état pathologique d'un point des voies aériennes, et qui accusent une toux suivie d'expectoration abondante, voient le plus souvent cette toux diminuer progressivement, les crachats devenir plus faciles, moins épais et disparaître même tout à fait.

Nous avons déjà exposé les effets physiologiques de Salies.

Les effets physiologiques de Plombières offrent donc une certaine analogie avec les effets des sources de Salies et du Mont-

Dore, mais ils en diffèrent par cette diaphorèse abondante qui est le trait caractéristique des effets de ces eaux et qui nous rend compte peut-être de cette différence d'action au sujet des affections des voies respiratoires.

Cette prédominance d'action des eaux de Plombières sur le tégument externe est si marquée quelquefois, que l'on voit survenir des éruptions cutanées. Tous les observateurs, du reste, ont reconnu l'action inévitable de l'ingestion de cette eau sur la transpiration de la peau, tandis que cette excitation est insensible avec l'eau de Salies, qu'elle ne se manifeste avec les eaux du Mont-Dore que lorsqu'elle a été secondée par l'emploi des bains à haute température, des étuves et de la salle d'aspiration.

Cette excitation que provoque sur la peau la seule ingestion de l'eau du Crucifix, par exemple, nous explique l'importance de ce traitement dans certaines affections rhumatismales, et notamment chez des individus névropathiques, alors surtout que le rhumatisme vient à revêtir lui-même les caractères de mobilité et d'excitabilité extrêmes qui appartiennent aux névroses, rhumatismes, qui seraient exagérés par les eaux les plus actives et par les pratiques qui nécessitent l'intervention des agents dits balnéothérapiques (bains chauds, étuves, etc.).

Dans tous ces cas, cette diaphorèse provoquée par l'ingestion seule des eaux de Plombières peut suffire pour déterminer une crise salutaire. La prédominance d'action des eaux de Plombières sur la peau nous expliquerait en partie pourquoi les voies pulmonaires ne sont que très faiblement influencées par ces eaux.

Quant à l'eau de Salies, grâce à l'eau de Labassère, qui est un complément utile de son emploi, on ne peut lui refuser une action directe sur les affections des voies respiratoires, et son champ d'application sera beaucoup plus étendu lorsqu'on pourra disposer d'une installation analogue à celle du Mont-Dore.

Dès ce moment, en effet, l'hydrothérapie thermale de Salies, qui comprendra les bains à température élevée, le séjour dans la salle d'aspiration, les étuves, etc., aura aussi une part prédominante dans la cure de certaines affections, lorsqu'on aura besoin de recourir à une médication révulsive et déplétive, alors surtout que certaines affections de la poitrine auront succédé à la disparitiou des douleurs rhumatismales, goutteuses, ou bien à la rétrocession de l'affection dartreuse.

Grâce à cette pratique multiple, qui représentera le fond du traitement, on pourra utiliser, selon les cas, la médication substitutive de Labassère, altérante et résolutive de Salies, cette dernière propriété résultant de l'emploi de la thermalité humide ou de l'hydrothérapie thermale.

Telles sont les idées d'ensemble qu'il convient de se faire de la médication combinée de Labassère et Salies, une et multiple à la fois.

(Voir le Tableau ci-après)

TABLEAU V. — **Plombières.**

Applications spéciales.

Rhumatisants pléthoriques sujets à des étourdissements et à des éblouissements, menacés d'une congestion ou d'une hémorrhagie cérébrales.

Rhumatisants pléthoriques avec une excessive sensibilité nerveuse.

Courbatures rhumatismales nerveuses ou humorales.

Névralgies }
Paralysies } rhumatismales.
Paraplégies }

Affections chroniques de l'estomac et de l'intestin avec prédominance de douleur et de cause rhumatismale :

Dyspepsie.

Gastralgie.

Gastro-entéralgie douloureuse.

Diarrhées chroniques (catarrhales ou entérites) surtout avec prédominance de phénomènes douloureux.

Communes.

Affections nerveuses.

Hystérie.

Chorée.

Maladies des femmes.

Névroses utérines.

Catarrhe, engorgement, etc., pertes blanches.

Douleurs cardiaques indépendantes des aliments ou successives aux repas, chez des individus névropathiques ou rhumatisants.

Secondaires.

Maladies papuleuses de la peau forme squameuse et vésiculeuse, surtout le psoriasis et l'eczéma.

Certaines hypertrophies du foie, qui ont échoué à Vichy, avec ictère et avec troubles de la digestion chez des individus affaiblis et névropathiques ; surtout hypertrophies du foie avec grosse rate, suite d'empoisonnement palustre.

Cachexie palustre.

OBSERVATIONS

Qu'il me soit permis ici d'adresser mes remerciements les plus sincères aux Médecins qui ont bien voulu me donner des observations aussi nombreuses que variées.

I. — Arthritisme. — Angine, laryngite, bronchite, etc. Traitement par l'eau de Salies.

(Observation du Dr Gandy.)

M. C... souffrait depuis cinq ans d'une pharyngo-laryngite granuleuse contractée dans l'enseignement, mais se rapportant à une cause diathésique incontestable. Le malade a des antécédents héréditaires goutteux très caractérisés, et, s'il n'est pas goutteux lui-même, il a présenté une série d'accidents manifestement arthritiques, tels que troubles douloureux et fonctionnels des muscles et des articulations, désordres fonctionnels du cœur, etc...

Cette pharyngo-laryngite était de nature granuleuse et donnait lieu aux symptômes habituels : sensations de douleur et de gêne locale, dysphagie, sensation de constriction, raucité de la voix, parfois aphonie, etc... Lorsque j'eus l'occasion d'observer pour la première fois la gorge de M. C..., l'affection traversait une phase aiguë : les amygdales, le voile du palais, les piliers, le pharynx étaient boursouflés et couverts de saillies granuleuses qui avaient un aspect variqueux. A un certain moment, l'angine devint pultacée, et le malade expectora par plaques un exsudat blanchâtre.

Quand les phénomènes aigus eurent cédé devant quelques gargarismes, il entreprit le traitement thermal et fit usage de l'eau de Salies en boisson et en gargarismes. Il buvait de un à deux verres par jour. L'effet fut des plus satisfaisants ; les symptômes physiques et fonctionnels disparurent comme par enchantement.

Des symptômes d'angine sont revenus depuis, mais peu intenses, et ils ont toujours cédé à l'usage de l'eau de Salies. Il faut remarquer que M. C... a soin de laisser tiédir l'eau de Salies avant de l'employer, car elle irrite sa gorge, prise à la température de 51°.

Le même malade avait éprouvé en diverses circonstances des poussées catarrhales du côté des bronches, difficiles à expliquer en dehors d'une influence diathésique. C'étaient des phénomènes de suffocation, des quintes de toux, une expectoration abondante, avec des signes presque négatifs à l'auscultation. Après l'emploi des antipasmodiques et des balsamiques, indiqués à la période aiguë, l'eau de Salies a produit des résultats très-notables, et son usage continué a paru prévenir le retour de ces accidents.

Il n'est pas jusqu'à l'appareil urinaire qui n'ait retiré de réels avantages de l'usage de l'eau de Salies.

Des accès de cystite goutteuse ou rhumatismale, avec urines troubles et sédiments uriques, ont été traités avec succès par cette eau employée en boisson. En présence des résultats si remarquables obtenus par l'eau de Salies chez M. C... je ne puis m'empêcher d'attribuer à cet agent une double action thérapeutique : l'une locale, sur les organes intéressés ; l'autre générale, sur le principe arthritique de ces manifestations. Ce qui me confirme dans cette manière de voir, c'est l'insuccès de la médication sulfureuse essayée par M. C.... contre ces divers accidents.

II. — Laryngo-pharyngite arthritique guérie par l'eau de Salies.

(Observation du Dr CAZALAS.)

M⁣ˡˡᵉ M. S..., de Bordeaux, 25 ans, bien réglée, est née de parents arthritiques. Son père est goutteux, et sa mère a de fréquentes migraines. Elle-même, vers l'âge de 15 à 16 ans, a eu de violentes névralgies de la face que les injections sous-cutanées de morphine seules purent faire cesser.

En 1877, elle éprouva de la gêne dans la déglutition, et sa voix devint enrouée, éteinte même par intervalles. Les traitements employés et une saison à Cauterets ne modifièrent point son état.

M⁣ˡˡᵉ M. S... vint à Bagnères au mois d'août 1879. Les muqueuses du pharynx et du larynx étaient rouges, parsemées çà et là de petites granulations, et même dans certains endroits de quelques légères ulcérations. A part cette laryngo-pharyngite, M⁣ˡˡᵉ M. S..., jouissait d'une bonne santé.

Mlle M. S.... est soumise au traitement thermal suivant :

1° Une douche laryngienne par jour à l'eau de Salies.

2° Matin et soir, gargarismes à l'eau de Salies, suivis d'un bain de pieds de la même eau.

3° Un verre d'eau de Salies matin et soir en boisson.

Ce traitement fut régulièrement suivi pendant cinq semaines et eut un plein succès. L'enrouement disparut complètement et les muqueuses reprirent leur aspect normal.

Depuis cette époque, Mlle M. S... est revenue, par précaution, tous les ans à Bagnères faire une cure de Salies.

III. — Laryngo-pharyngite avec congestion pulmonaire, traitée par Labassère et Salies.

(Observation du Dr GANDY.)

Madame B... a eu l'hiver dernier une bronchite qui l'a forcée à s'aliter. Le médecin qui l'a soignée, à Bordeaux, a constaté au poumon droit de la congestion qui a été combattue par les vésicatoires.

A son arrivée à Bagnères (7 juillet 1880), elle présente les symptômes suivants : toux légère, expectoration le matin, sensation de sécheresse dans la gorge, voix enrouée, oppression fréquente ; un peu d'engorgement au sommet du poumon droit. En somme, laryngite chronique et catarrhe broncho-pulmonaire, reliquat de sa dernière maladie.

Je lui fais prendre un demi-verre d'eau de Labassère, un grand verre d'eau de Salies. Elle se gargarise avec l'eau de Salies.

Elle quitte Bagnères vingt et un jours après, notablement améliorée, sinon'guérie. Son larynx et sa poitrine sont dans un état satisfaisant.

IV. — Pharyngite-granuleuse.

(Observation du Dr DOURDETTES.)

M. J. D..., négociant à Toulouse, ayant longtemps habité Buenos-Ayres, vint à Bagnères en juin 1875, dans l'espoir d'obtenir la guérison d'un pharyngite chronique s'aggravant par intervalles, notamment sous l'influence de l'humidité. Le malade avait inutilement usé de gargarismes astringents et de cautérisations au nitrate d'argent et à l'acide chlorhydrique pur. A l'examen, on voit la muqueuse du pharynx violacée, parsemée de granulations rougeâtres. La déglutition est difficile et le timbre de la voix altéré.

Traitement : Gargarismes matin et soir avec l'eau de Salies ; en boisson, un verre d'eau de Salies matin et soir, avant le repas. Douches pharyngiennes avec l'eau de Salies.

Vers le quinzième jour du traitement, amélioration sensible. Les granulations disparaissent, la muqueuse reprend sa coloration normale.

Même traitement et, à titre de révulsif, quatre bains de vapeurs pris à deux jours d'intervalle.

Le malade est reparti satisfait, après le vingt-cinquième jour.

Il est revenu en juillet 1877 : il reconnaît que l'amélioration qu'il avait obtenue, s'était maintenue ; que sa gorge, si délicate autrefois, n'était redevenue malade qu'une seule fois, après avoir supporté le refroidissement des pieds pendant un voyage. Traitement avec l'eau de Salies ; douches pharyngiennes et gargarismes.

Le malade se retire complètement satisfait.

V. — Laryngite chronique.

(Observation du Dr Couzier.)

M. X..., âgé de 35 ans, artiste dramatique, est d'une bonne santé, mais les fatigues de sa profession ont produit un certain degré d'enrouement. Il existe également un peu d'oppression et d'emphysème pulmonaire. Tous les matins, il a un accès de toux convulsive qui persiste jusqu'à ce que le malade ait rejeté quelques crachats semblables à de la gomme épaissie, parfois striés de sang.

L'examen au laryngoscope, essayé plusieurs fois, est rendu impossible par la sensibilité extrême du voile du palais et malgré l'emploi du bromure de potassium.

Traitement : 1° Tous les matins, un demi-verre d'eau de Labassère, coupée avec une à deux cuillerées à soupe du sirop arsenico-balsamique.

2° Tous les matins, une séance de pulvérisation de dix minutes avec l'eau de Salies.

3° Gargarismes matin et soir avec l'eau de Salies.

Le traitement dure deux mois et demi, et est suivi avec plus ou moins de régularité.

Cependant la raucité de la voix a beaucoup diminué et la toux du matin a disparu.

VI.— Laryngite chronique.
(Observation du Dr Bourdettes.)

M. A... instituteur dans une commune des environs de Bagnè-res-de-Bigorre, était atteint depuis des années d'une altération pénible de la voix. Elle était devenue rauque, dure à l'oreille, et, quand il parlait longtemps, elle devenait basse et râlante, accompa-gnée de sifflements et suivie d'aphonie.

Prescription : 2 verres matin et soir d'eau de Salies. Pulvérisations tous les jours avec l'eau de Salies. Douches tempérées, en arrosoir, de la Reine entre les épaules, 10 minutes.

Amélioration notable après une cure de vingt-quatre jours en juin.

Guérison complète après un second traitement en septembre.

VII. — Angine granuleuse.
(Observation du Dr Carrère.)

M. le comte de G..... est atteint d'angine granuleuse de nature herpétique. Tous les matins, à son réveil, ce malade est pris de quintes de toux, et crachotte (c'est son expression) pendant une demi-heure.

Eau de Salies en gargarismes et en boisson pendant dix-huit jours, du 3 au 21 août 1877; les granulations ont à peu près disparu. Il part, enchanté de son séjour à Bagnères et du résultat obtenu.

VIII. — Amygdalite chronique.
(Observation du Dr Couzier.)

Mme X..., de Tarbes, âgée de 22 ans, accouchée depuis dix mois, est sujette depuis ses couches à de violents maux de gorge. Elle a eu à cette époque un abcès de l'amygdale droite qui s'est ouvert spontanément. Elle a eu deux récidives ; la malade est chlorotique.

Les deux amygdales sont hypertrophiées, rouges ; la voix est nasonnée, l'ouïe est diminuée.

Traitement : 1° Salies en gargarismes et en boisson matin et soir. — 2° Eau ferrugineuse aux repas. — 3° Douches tempérées.

J'ai revu la malade, qui avait quitté Bagnères très améliorée, six mois après son départ. Les amygdales sont toujours volumineuses. L'hiver s'est passé sans récidive aiguë ; la voix ne présente pas l'altération des premiers jours et l'ouïe est meilleure.

IX. — Laryngite chronique.

(Observation du Dʳ Bourdettes.)

M. S..., instituteur à M... (Gers), âgé de 39 ans, d'une bonne constitution, vint en juin 1880, sur les conseils de son médecin, pour se traiter d'une laryngite chronique.

Sa voix, habituellement rauque, devenait sifflante par l'exercice. Pour se faire entendre, il était obligé de faire de grands efforts. M.S..., chargé de famille, craignait de se voir réduit à la nécessité de renoncer à sa profession.

Prescription : Boissons et pulvérisations à l'eau de Salies. Bains de la Reine alternant avec les douches. Amélioration après vingt-neuf jours de traitement. Guérison après un traitement de trente jours.

X. — Aphonie symptomatique par atonie des premières voies.

(Observation du Dʳ Bordeu.)

Une jeune fille qui avait, depuis un mois entier, perdu tout à fait l'usage de la voix et de la parole, à la suite d'une fièvre putride, était languissante et fort triste. Elle faisait assez bien ses autres fonctions. On ne voyait dans la cavité de sa bouche, ni dans sa gorge, rien qui dénotât la maladie.

Vers le septième ou le huitième jour de l'usage des eaux de la Reine en boisson et de celles de Salies en gargarismes, la malade prononçait distinctement quelques mots par hasard, parmi le grand nombre qu'elle essayait de dire à voix basse.

Enfin, ayant parfaitement recouvré la parole et continuant le même traitement, elle se dédommagea abondamment du silence qu'elle avait été obligée de garder.

XI. — Bronchite chronique.

(Observation du Dʳ Bourdettes.)

M. V..., négociant à Tunis, âgé de 40 ans, d'une constitution lymphatique, exposé par les exigences de sa profession à faire des voyages et à subir des variations subites de température, vint à Bagnères-de-Bigorre, en septembre 1880, porteur d'une consultation d'un médecin d'Alger, qui l'envoyait à Cauterets pour le traitement d'une bronchite chronique. Le malade s'était rendu à Cauterets ; mais découragé par deux jours de pluie, il repartit immédiatement et vint à Bagnères-de-Bigorre.

La toux, habituellement supportable, était devenue pénible, quinteuse et difficile. Les crachats visqueux se détachaient difficilement. Ils étaient de couleur grisâtre, formant de larges plaques non striées et sans bulles d'air

A l'auscultation, on trouvait à la base et à la partie postérieure de la poitrine un râle sous-crépitant accompagné de râles sibilants.

Je conseille : 1° un demi-verre de Labassère matin et soir ; 2° au huitième jour, un verre de Labassère le matin, et deux verres de Salies le soir ; 3° vers le quinzième jour, deux verres de Salies matin et soir.

Vers le trentième jour, le malade partit fort satisfait de sa cure. La toux était devenue rare, l'appétit excellent, et par le pesage il avait constaté que le poids du corps avait augmenté de 1500 gram.

XII. — Eczéma. — Bronchite.
(Observation du Dr Cazalas.)

Th. F..., 52 ans, de Banios (Hautes-Pyrénées), porte un eczéma depuis dix ans aux jambes ; il a essayé de tous les médecins et de toutes les médications sans aucun résultat favorable.

En décembre 1877, il fut pris d'une bronchite aiguë très-grave, qui passa à l'état chronique malgré le traitement énergique dirigé contre elle.

Th. F... vint aux eaux de Bagnères au mois de juin 1879, pour y soigner particulièrement sa bronchite.

Le 9 juin, quand je le vis pour la première fois, il était dans l'état suivant : la face externe des jambes, dans les deux tiers supérieurs, recouverte de vésicules et de croûtes eczémateuses, était le siège de vives démangeaisons ; respiration bruyante et pénible. A l'auscultation, on percevait dans toute l'étendue du thorax de nombreux râles muqueux et sibilants ; expectoration abondante ; crachats visqueux et jaunâtres. L'expectoration diminuant, la gêne respiratoire augmentait proportionnellement.

L'appétit était bon, mais le malade ne pouvait manger que très-peu à la fois, pour ne pas augmenter la dyspnée.

Les autres fonctions s'accomplissaient normalement. Il faut noter cependant une conjonctivite palpébrale chronique, plus intense du côté droit.

A cet état, nous opposâmes le traitement thermal suivant :

1° Bains du Foulon.

2° Douches révulsives de la Reine, principalement sur le thorax.

3° Bains de jambes à l'eau de Salies.

4° Enfin, eau de Salies en boisson à la dose de un verre matin et soir.

Après un mois de ce traitement, l'amélioration était si grande que le malade se croyait guéri. L'eczéma lui-même ne suppurait plus, il était en pleine période de desquamation. Il n'y avait plus de dyspnée, le malade pouvait satisfaire complètement à son appétit, l'auscultation ne révélait plus qu'un peu de sibilance.

XIII. — Herpétisme. — Bronchite herpétique.

(Observation du Dr CAZALAS.)

M. J. C..., instituteur (Hautes-Pyrénées), n'a pas d'antécédents tuberculeux dans sa famille ; il n'a jamais contracté la syphilis. Mais il a été porteur, il y a trois ans, d'une affection cutanée, probablement un eczéma, qui, localisée d'abord sur la jambe droite, envahit successivement le bras droit, puis la jambe gauche. Mais, après un traitement conseillé par un empirique, cet eczéma disparut presque subitement, laissant malheureusement à sa place une bronchite intense très aiguë. Cette bronchite diminua bientôt d'intensité, mais sans guérir entièrement, et passa ensuite à l'état chronique.

M. J. C... éprouvait souvent des exacerbations, après lesquelles il restait toujours plus souffrant. Ses forces diminuèrent, l'amaigrissement subit un accroissement considérable ; l'aggravation de tous les symptômes devint telle que ses amis le croyaient poitrinaire.

Ceux-ci l'obligèrent à prendre les conseils d'un médecin et à suivre un traitement régulier pendant l'époque des vacances.

Il se rendit à Bagnères le 1er septembre 1877. Sur mon conseil, il fit usage : le matin de l'eau de Labassère et le soir de l'eau de Salies.

Il devait, en outre, prendre dix douches chaudes, en insistant surtout sur le thorax, et, de trois en trois jours, des pédiluves avec l'eau de Salies, d'une durée de 15 minutes.

Ce traitement, continué jusqu'au 15 octobre, réussit au-delà de mes espérances, car la guérison était complète ; elle se maintient encore aujourd'hui, en 1881 : ni l'eczéma ni la bronchite ne sont revenus.

XIV. — Bronchite chronique. — Emphysème.
(Observation du Dr CAZALAS.)

M. D. C..., âgé de 66 ans, de Laborde (Hautes-Pyrénées), vient me consulter le 16 août 1877. Il n'accuse aucun antécédent morbide digne d'être noté. Il a même joui d'une bonne santé jusque dans ces dernières années. Depuis cinq ans environ, il toussait et crachait beaucoup, principalement en hiver, sans être toutefois obligé d'interrompre ses occupations. Mais pendant l'hiver dernier (1876-77), les accidents dont il souffrait ont pris une gravité exceptionnelle : la toux était incessante, l'expectoration très-abondante, surtout le matin ; en même temps la moindre course provoquait de l'essoufflement. Depuis, sous l'influence d'une température plus clémente (le malade n'ayant fait usage que de tisanes anodines), ces symptômes ont beaucoup diminué d'intensité. Mais encore aujourd'hui il tousse, crache et éprouve de l'anhélation s'il doit marcher un peu vite ou même monter quelques marches d'escalier.

A l'examen physique, je trouve : une certaine voussure du thorax, de la sonorité anormale, des râles sonores dans toute l'étendue de la poitrine, un affaiblissement marqué du murmure vésiculaire à la base des poumons.

Traitement : Chaque matin, un quart de verre d'eau de Labassère, coupée avec une cuillérée de sirop arsenico-balsamique. Augmenter tous les cinq jours de un quart de verre l'eau de Labassère. Chaque soir, un demi-verre d'eau de Salies. En doubler la dose tous les cinq jours. Le soir, en se couchant, frictions sèches sur le thorax.

Le 15 septembre, après un mois de traitement, M. D. C... quitte Bagnères, se croyant guéri.

(M. Juaneton, pharmacien, a eu la bonne idée de faire un sirop avec les sels de l'eau de Salies.)

XV. — Phthisie compliquée de pleurésie.
(Observation du Dr BOURDETTES.)

M. M..., huissier au département des Landes, âgé de 33 ans, a gardé longtemps des fièvres intermittentes rebelles. Surpris, dans une de ses courses, par une pluie d'orage, il revint à la maison trempé jusqu'aux os. Depuis ce moment, il a eu des points de côté et une toux sèche, de plus en plus fatigante, qui le fait dépérir tous les jours.

A l'examen, on constate une grande sécheresse de la peau avec teinte terreuse ; la face est décolorée et le pouls donne 24 pulsations à la minute. La base de la poitrine, du côté gauche, présente une dilatation notable, au niveau de laquelle la matité est complète.

A l'auscultation, on trouve des craquements à la partie supérieure du poumon droit, en avant au-dessous de la clavicule, et en arrière au niveau de la fosse sus-épineuse ; absence de vibrations dans les parois de la poitrine ; absence du bruit respiratoire vers le tiers inférieur du poumon droit. Conservation du bruit respiratoire vers la colonne vertébrale.— Égophonie aux limites de la matité.

Je conseille : un grand vésicatoire à la base de la poitrine ; un litre d'eau de Salies à boire dans la journée, par verres, de trois en trois heures.

L'eau de Salies est facilement supportée, provoquant d'abondantes émissions d'urine. Le malade la boit avec plaisir. Il trouve que l'appétit lui revient.

Après vingt jours de ce traitement, l'état général s'était amélioré. L'épanchement était résorbé, les vibrations thoraciques revenues, la respiration plus facile, et le pouls avait baissé à 65 et 70 à la minute. Le malade resta encore trois semaines à Bagnères-de-Bigorre, buvant à outrance l'eau de Salies, et partit convaincu qu'il était guéri.

J'ai eu l'occasion, en d'autres circonstances, de constater les heureux effets de l'eau de Salies, dans les cas de pleurésie plus ou moins récente compliquant la phthisie. Mais dans l'observation de ce malade, les résultats furent vraiment surprenants, et, sans l'infiltration tuberculeuse avancée du poumon droit, j'aurais partagé les illusions de M. M...

XVI. — Phthisie au premier degré.

(Observation du Dr CARRÈRE.)

M. D..., âgé de 23 ans, d'un tempérament lymphatique, employé dans une maison de commerce de Bordeaux, a eu une pleuro-pneumonie au mois de décembre 1875. Depuis lors, il tousse presque continuellement, surtout le matin. Il a maigri beaucoup. Très souvent, il se réveille avec de la moiteur sur la poitrine et à la tête. L'appétit a beaucoup diminué.

Il arrive à Bagnères dans les premiers jours d'août 1876.

A l'auscultation, on trouve que dans tout le sommet du poumon droit le murmure vésiculaire est beaucoup plus faible ; l'expiration est un peu rude, prolongée et saccadée.

Le malade, pendant vingt à vingt-cinq jours, boit trois verres d'eau de Salies par jour. Il prend des douches révulsives sur la poitrine et des bains de pieds très chauds. Amélioration complète.— Curation de presque tous les accidents.

Revenu en septembre 1877, ce jeune homme a repris le traitement de l'année précédente, qui lui avait été si favorable, et repart dans les meilleures conditions, promettant de revenir encore, par reconnaissance et par précaution.

XVII. — Emphysème vésiculaire. — Asthme.

(Observation du Dr BOURDETTES.)

M. E..., âgé de 37 ans, receveur des finances dans les Charentes, fut envoyé par son médecin à Bagnères-de-Bigorre, pour la première fois en juillet 1874. Pendant son voyage, il fut exposé à des courants d'air, et le soir de son arrivée, pendant la nuit, il eut une violente crise d'asthme. Mandé auprès de lui, il m'exposa qu'il était né de parents affectés de la même maladie et qu'il avait eu des crises dès la première enfance. Depuis quelque temps, les crises étaient devenues plus fréquentes et plus violentes. Les cigarettes de datura ne le calmaient plus.

A l'examen, je constate une voussure de la poitrine sous forme de saillie globuleuse, s'étendant jusqu'auprès du sein.

A l'auscultation, diminution du bruit respiratoire, avec des râles sibilants partout, et un râle sous-crépitant à la base des deux poumons. —Point de palpitations ni d'œdème des extrémités.

Je conseillai le traitement suivant :

Demi-verre d'eau de Labassère tiède le matin, et un verre d'eau de Salies le soir. Après le cinquième jour, cette dose fut doublée.

Quatre jours de ce traitement produisirent une amélioration telle, que le malade, à son grand étonnement, pouvait facilement s'élever jusqu'au sommet des coteaux qui dominent la ville. A partir de ce jour, je fis suspendre l'eau de Labassère, que je remplaçai par deux verres d'eau de Salies le matin et deux verres le soir, plus une douche tempérée, en arrosoir, de la Reine, de cinq à dix minutes tous les jours. Après trente-deux jours de ce traitement, le malade partit tellement satisfait des résultats obtenus, qu'il est depuis un client fidèle de la station.

XVIII. — Emphysème pulmonaire. — Asthme.

(Observation du Dr Couzier.)

Mme X... âgée de 60 ans, est depuis longtemps sujette à des douleurs rhumatoïdes vagues. Elle a été atteinte, dans le courant de l'année 1876, d'une sciatique rebelle ayant résisté aux frictions stimulantes, à l'application de plusieurs vésicatoires, à l'usage de la térébenthine à l'intérieur. De plus, la malade se plaint d'un grand essoufflement ; elle a de fréquents accès d'asthme. Elle tousse habituellement, crache peu.

Auscultation : expiration prolongée, accompagnée de râles sonores et sibilants ; râles sous-crépitants disséminés dans toute l'étendue des deux poumons, surtout à la base ; prolongement du premier bruit du cœur.

Le traitement consiste dans un verre d'eau de Labassère le matin, coupé avec le sirop arsenico-balsamique; un verre d'eau de Salies le soir ; un bain de Saint-Roch tous les jours.

Le traitement a duré vingt-quatre jours. Le malade n'a pas eu d'accès pendant la durée de son séjour à Bagnères. Au moment du départ, l'expectoration est plus facile, l'oppression moindre ; la respiration est toujours accompagnée de râles ronflants, mais les râles humides ont sensiblement diminué.

La malade quitte Bagnères le 27 septembre 1877, sensiblement améliorée.

XIX. — Accès d'asthme accompagnés de fièvre et de céphalalgie. Traitement par Labassère et Salies.

(Observation du Dr Gandy.)

M. D... est malade depuis plusieurs années. Ce dont il se plaint le plus, c'est d'accès de suffocation qui le prennent souvent dans la nuit, toujours à une heure du matin, et le retiennent dans sa chambre pendant deux ou trois jours chaque fois. Il se réveille avec une sensation d'oppression très pénible, accompagnée de fièvre et d'un violent mal de tête. Ces phénomènes durent quarante-huit heures ou davantage, avec une intensité variable.

Je l'ausculte, et je ne trouve pas de lésion organique. J'ai affaire à un asthmatique. Je lui ordonne de prendre chaque jour un demi-verre d'eau sulfureuse de Labassère et un grand verre d'eau de Salies, quelques gouttes de Baumé avant le repas pour relever l'appétit.

Au bout de vingt jours de traitement, M. D... est parti sans avoir eu la moindre crise ; l'appétit était revenu et l'état général était excellent.

XX. — Dyspepsie grave liée à l'arthritisme.
(Observation du Dr CARRÈRE.)

Mlle X..., du département du Gard, n'est venue à Bagnères qu'accidentellement. Elle avait accompagné son père, qui allait à Capvern faire une cure pour une affection graveleuse.

Le séjour de Capvern lui parut tellement triste, qu'elle demanda à son père de passer à Bigorre le temps que durerait sa cure.

Enfant gâtée, cette demoiselle a eu une enfance souffreteuse ; elle a payé son tribut à plusieurs fièvres éruptives. Depuis qu'elle est grande fille, nous dit-elle, sa vie s'est passée à souffrir. Elle n'a jamais été bien réglée, ses époques menstruelles sont douloureuses ; elle a habituellement une petite toux sèche, et ressent des douleurs dans la poitrine, tantôt sur un point, tantôt sur un autre, mais surtout au niveau de l'angle inférieur de l'omoplate droite. Elle attribue cette dernière douleur aux suites d'une pleuro-pneumonie dont elle aurait été atteinte il y a deux ans. Elle se croit poitrinaire ou sur le point de le devenir... L'appétit est rare, capricieux ; les digestions sont toujours pénibles, la constipation est opiniâtre ; les selles ne se produisent que tous les quatre ou cinq jours, sous forme de matières ovillées très dures ; les urines sont souvent chargées.

Après avoir écouté le récit fort long de tous ses maux avec le détail de tous les traitements inutilement tentés, nous procédâmes à un examen attentif des organes. La poitrine était parfaitement saine, le murmure respiratoire était pur et égal dans toute l'étendue des deux poumons. Le cœur présentait un léger bruit de souffle anémique, souffle qui se retrouvait dans les vaisseaux carotidiens. Le pharynx

est le siége d'une rougeur érythémateuse parsemée de petites granulations; le cuir chevelu est affecté de pityriasis qui s'étend derrière les
oreilles. Le diagnostic ne nous parut pas douteux : nous vîmes dans
les douleurs les traces de l'arthritisme ; l'affection dont était frappé le
père aurait suffi à nous le faire supposer : l'herpétisme était évident.
Un certain degré d'anémie était la conséquence du défaut de nutrition
empêchée par le mauvais état des voies digestives.

Nous instituâmes ainsi notre traitement :

La malade boira, une heure avant son déjeuner et une heure avant
son dîner, un verre d'eau de la fontaine de la Reine ; elle prendra un
bain de 25 minutes, à la température de 33° centigr., à la source des
bains Romains ; elle fera ensuite trois fois par jour des gargarismes
avec l'eau de Salies.

Pendant deux mois, nous avons fait prendre alternativement pour
boisson, à notre malade, l'eau de la Reine et l'eau de Salies. Nous
aurions désiré aussi alterner l'hydrothérapie et les bains ; mais il
nous a été impossible de vaincre sa répugnance pour les douches.
Néanmoins, nous avons obtenu une guérison relative. Lorsque la
malade a quitté Bagnères, la constipation avait cédé, la plupart des
accidents avaient considérablement diminué, quelques-uns n'exis-
taient plus.

XXI. — Gastralgie.

(Observation du Dr CARRÈRE.)

M. X..., 25 ans, tempérament nerveux, né de père arthritique et de
mère herpétique, n'a jamais eu de maladie grave. Il y a deux ans, il
fut atteint d'une dysenterie légère qui dura une douzaine de jours.
Depuis dix mois environ, sous l'influence d'un changement de vie qui
a été beaucoup plus active que celle qu'il menait auparavant, il a
éprouvé un peu de fatigue générale. L'appétit, qui était toujours
excellent, a diminué, et le malade a remarqué que, deux heures environ après ses repas, il avait de la pesanteur à l'estomac. Cette sensation a plus tard augmenté, et aujourd'hui il éprouve une véritable
douleur qui dure tout le temps de la digestion stomacale. Suivant son
expression, il n'est à son aise que lorsque l'estomac est vide.

Nous commençons à faire boire de l'eau de Salut dans l'intervalle
des repas : un verre le matin, un verre le soir, et aux repas pour couper

le vin ; concurremment, nous faisons prendre des douches tièdes. Au
bout de quelques jours, nous remplaçons l'eau de Salut par celle de
Salies ; après quinze jours de ce traitement, nous prescrivons l'eau de
Labassère le matin, le soir celle de Salies, et aux repas toujours celle
de Salut.

Une cure d'un mois a fait à peu près disparaître tous les accidents.
Nous engageons le malade à faire provision d'une caisse d'eau
sulfureuse pour en boire un verre tous les matins pendant un mois de
l'hiver.

XXII. — Fièvre intermittente.
(Observation du Dr BOURDETTES.)

M. S..., de Campan, âgé de 24 ans, avait contracté en Afrique des
fièvres intermittentes rebelles. La quinine et l'acide arsénieux, successivement employés dans les hôpitaux militaires, avaient diminué les
accès, sans parvenir à les enrayer. La fièvre revenait toujours, les
forces diminuaient, la peau était jaune et terreuse. M. S... obtint un
congé et revint dans sa famille. A l'examen, je constatai une tumé-
faction considérable de la rate, avec du souffle au premier temps et le
long des carotides.

Après quelques jours de repos dans sa famille, le malade fut conduit à Bagnères-de-Bigorre et suivit le traitement suivant :

Deux verres de Salies matin et soir ; douches tempérées, en arrosoir, de la Reine (2 minutes).

L'eau fut parfaitement digérée, et l'appétit commença à renaître ;
les urines, pendant quelques jours, furent très-abondantes. Vers le
neuvième jour, accès violent de fièvre qui dura deux heures environ.
J'ordonnai des douches froides en arrosoir (1 [2 minute), et fis porter à
six verres l'eau de Salies.

Nouvel accès le seizième jour, mais beaucoup moins intense. Après
l'accès, le volume de la rate n'était pas augmenté. L'appétit devint
vorace et les forces revinrent rapidement.

Après trente jours de traitement, M. S... avait retrouvé sa vigueur
d'autrefois. Quoique sa guérison parût complète, de peur de rechute
dans un pays marécageux, M. S... demanda, sur mon conseil, une
prolongation de congé de trois mois, qu'il obtint. Les accès de fièvre ne
reparurent plus.

XXIII. — Cachexie paludéenne.
(Observation du Dʳ Couzier.)

M. X,..., âgé de 30 ans, menuisier à Pau, a eu les flèvres intermittentes en Chine, en 1869. Depuis cette époque, de temps à autre il a
des accès récidivants. La région splénique est douloureuse ; toutefois
la rate n'est pas sensiblement augmentée de volume.

Le malade voit chaque jour ses forces diminuer ; l'appétit est à peu
près nul. La diarrhée est l'état habituel.

Le teint est pâle, les muqueuses sont décolorées. Les conjonctives
présentent une légère teinte sub-ictérique ; il n'accuse cependant ni
accident, ni douleur, ni sensation de pesanteur du côté du foie, qui a
ses dimensions normales.

Le malade présente un peu d'oppression qui augmente par la marche ou l'effort. A l'auscultation, on trouve seulement l'expiration
prolongée et un souffle anémique au cœur.

Traitement : 1° Eau de Salies deux verres, matin et soir, avec
addition d'une cuillerée à soupe de sirop arsenico - balsamique, le
matin ; 2° Eau ferrugineuse aux repas ; 3° Tous les jours, une douche
chaude d'abord, de dix minutes, sur tout le corps, en insistant sur la
région splénique ; puis, à la fin, dix douches froides sur tout le corps,
d'une demi-minute.

Après trente jours de traitement, le malade quitte Bagnères très-
amélioré. — Les selles sont naturelles ; l'appétit est bon, la rate à
peine douloureuse.

XXIV. — Chlorose. — Aménorrhée. — Fièvres périodiques.
(Observation du Dʳ Couzier.)

Mˡˡᵉ X... de Saint-Médard (Gers), 28 ans, revient en 1877 aux eaux de
Bagnères, plutôt par reconnaissance de la guérison qu'elle leur a due
l'année précédente que par besoin réel de ses eaux. Je la retrouve, en
effet, dans mes notes de l'année 1876 : en ce moment, elle présentait
tous les symptômes de la chlorose, avec suppression des menstrues
depuis treize mois. De plus, elle a eu les fièvres intermittentes et est
sujette encore à quelques accès qui cèdent facilement à l'action de la
quinine.

Le traitement en 1876 consista dans l'usage de l'eau ferrugineuse du Grand-Pré aux repas, de l'eau de Salies en boisson, deux verres matin et soir ; tous les jours, une douche froide en arrosoir, d'une durée de 15 secondes.

Pendant son séjour, Mlle X... eut un accès fébrile : elle quitta Bagnères dans les premiers jours d'octobre, très-améliorée, ayant revu ses règles, qui apparaissent depuis à peu près aux époques. Elle n'a eu dans l'année aucun accès fébrile.

Continuer le traitement, dont elle a obtenu de si heureux résultats.

XXV. — Taches syphilitiques.

(Observation du Dr BOURDETTES.)

M. J.-V. C..., âgé de 38 ans, une constitution vigoureuse, habitant tantôt le Havre, tantôt Montevideo, suivant les exigences de ses opérations commerciales, fut envoyé aux eaux de Bagnères-de-Bigorre, en juillet 1876, et confié à mes soins. Il résultait des renseignements fournis par mon confrère que M. J.-V. C... avait rapporté de Montevideo une syphilis constitutionnelle, pour le traitement de laquelle il avait pris 120 pilules de proto-iodure de mercure, suivant la formule de R icord.

En juillet 1875, M. J.-V. C... avait été envoyé à Bagnères-de-Luchon. Les bains sulfureux avaient provoqué une abondante éruption pustuleuse, qui avait beaucoup fatigué le malade, sans amender son état.

En juillet 1876 il vint à Bagnères-de-Bigorre, et je constatai l'état suivant : Sur tout le corps, notamment sur les membres inférieurs, la partie antérieure du cou et les parties latérales du tronc, taches brunes, entourées d'une aréole à teinte cuivrée, non prurigineuses, ayant l'étendue d'une pièce de deux francs, et ne disparaissant pas sous la pression.

En même temps, la pharynx était le siège de granulations abondantes. La muqueuse était rouge et la déglutition douloureuse. Je conseillai :

1° Un bain tous les jours à Saint-Roch, avec addition de 40 litres d'eau de Salies ;

2° Gargarismes et injections pharyngiennes avec l'eau de Salies ;

3° Un verre d'eau de Salies matin et soir.

Plus tard, cette dose fut augmentée, et en même temps le malade prit tous les jours une douche froide à forte pression, pendant une minute.

Après quarante-cinq jours de ce traitement, M. J.-V. C... se retira complètement guéri. J'ai reçu depuis deux lettres, datées l'une de Montevideo, l'autre de Chicago : la guérison était définitive.

XXVI. — Acné syphilitique.
(Observation du Dr BOURDETTES.)

M. T..., de Toulouse, âgé de 37 ans, s'est rendu à Bagnères-de-Bigorre en août 1877, porteur de pustules nombreuses siégeant au cuir chevelu, au visage et aux extrémités inférieures. Autour de ces pustules, la peau était sèche et flétrie, et les cicatricules arrondies et déprimées.

Le malade avait été atteint cinq ans auparavant d'une affection syphilitique, pour laquelle il avait suivi un traitement plus ou moins régulier.

Prescriptions : Bains du Foulon prolongés. — Douches tempérées, en arrosoir, de la Reine. — Boisson à Salies deux verres matin et soir.

Guérison complète au 30me jour.

XXVII. — Eczéma chronique.
(Observation du Dr BOURDETTES)

Mme R..., de Bordeaux, âgée de 47 ans, était atteinte périodiquement, depuis la suppression des menstrues, d'éruptions pustuleuses, avec sécrétion plus ou moins abondante d'un liquide, se durcissant en squames épaisses, sèches et adhérentes. La peau était sèche et épaissie, les démangeaisons insupportables. La malade, à bout de patience, se déchirait avec les ongles.

Prescriptions : Bains du Foulon ; boisson à Salies matin et soir. — Modifications sensibles après le huitième jour. Vers le dixième jour, douches tempérées, en arrosoir, de la Reine, alternant avec le bain. Vers le quinzième jour, la boisson de Salies fut doublée, toujours parfaitement supportée. Après le trentième jour, six bains de vapeur consécutifs.

Mme R... est revenue à Bordeaux parfaitement guérie.

XXVIII. — Sycosis.
(Observation du Dr BOURDETTES.)

M. D..., voyageur de commerce, âgé de 27 ans, est atteint depuis deux ans de sycosis rebelle ayant résisté à divers traitements.

Le mal consiste en un groupe de pustules indurées à la base, siégeant sur la lèvre supérieure, immédiatement au-dessous du nez. Ces pustules, par la suppuration, produisent des croûtes noirâtres, sèches, peu adhérentes. Quand ces croûtes tombaient, elles étaient remplacées par de nouvelles pustules qui suppuraient à leur tour, produisant de nouvelles croûtes. Ce malade vint à Bagnères en juin 1881 et fut soumis au traitement suivant :

Bains et douches de la Reine. Boissons et lotions, deux fois par jour, avec l'eau de Salies.

La guérison était complète après un mois de traitement. J'ai reçu, en novembre dernier, une lettre du malade confirmant sa guérison.

XXIX. — Prurit vulvaire.
(Observation du Dr CARRÈRE.)

Mme C..., du Lot-et-Garonne, 49 ans, tempérament nervoso-sanguin, arrivée à l'âge critique, est venue à Bagnères-de-Bigorre pour se traiter d'une affection rhumatismale. Elle est en outre atteinte d'une maladie des plus incommodes et des plus rebelles, le prurit vulvaire, pour lequel son médecin lui a fait subir inutilement tous les traitements indiqués en pareil cas.

Tout en soignant ses rhumatismes, Mme C... fait des lotions, matin et soir, avec de l'eau de Salies. A son départ, le prurit vulvaire avait complètement disparu.

XXX. — Scorbut.
(Observation du Dr BOURDETTES.)

M. N..., âgé de 29 ans, d'une constitution lymphatique, employé de commerce à Paris, avait souffert d'un froid dans un logement humide et malsain. Il fut atteint de crampes d'estomac très-violentes,

8

qui finirent par lui enlever complètement l'appétit. Puis les gencives se tuméfièrent et ne tardèrent pas à se ramollir. L'haleine devint fétide, et les membres inférieurs furent le siège de contractions douloureuses. Le malade sentait les forces diminuer chaque jour, la moindre promenade produisait des palpitations violentes, la peau était sèche et terreuse. M. N.... croyait sa fin prochaine ; il résolut de revenir à son pays natal.

Je lui conseillai : 1º Bains de la Reine, de vingt minutes d'abord, ramenés à la température de 34º. Boisson et gargarismes, deux fois par jour, avec l'eau de Salies.

L'appétit revint bientôt et je prescrivis : Régime tonique et substantiel, vin de Bordeaux.

Vers le quinzième jour, douches tempérées de la Reine, alternant avec les bains de la Reine à 34º, d'une durée de 30 minutes.

Les gencives devinrent tous les jours plus normales et plus consistantes, l'haleine de moins en moins fétide. Après le cinquantième jour de ce traitement, le malade avait retrouvé sa gaieté d'autrefois.

XXXI. — Eczéma. — Prurit vulvaire.

(Observation du Dr Couzier.)

Mme X..., d'Arreau (Hautes-Pyrénées), âgée de 43 ans, assez bien réglée, a eu neuf enfants. Ses couches ont été bonnes. Sa santé générale laisse peu à désirer, mais elle est sujette à des douleurs lombaires et à de violentes attaques de sciatique ; constipation habituelle.

La préoccupation la plus grande de la malade, et qui la conduit à Bagnères, est une plaque eczémateuse qui occupe la partie interne de la cuisse droite et d'atroces démangeaisons à la vulve. Elle a fait usage sans succès, au printemps, des eaux de Cadiac.

1º Bains du Foulon, tous les jours ;

2º Boire deux verres d'eau de Salies tous les soirs, et un verre d'eau de Labassère tous les matins ;

3º Lotions locales avec l'eau de Salies, trois fois par jour.

Guérison complète après vingt-cinq jours. La malade a pris quinze bains.

XXXII. — Prurigo.
(Observation du Dr BOURDETTES.)

M. F..., négociant à Bordeaux, d'un tempérament nerveux, débilité par des excès de boisson, était atteint depuis longtemps, sur toutes les parties du corps, notamment à la face, sur les organes génitaux et à la face externe des membres, de papules isolées, distinctes, sans changement de couleur à la peau, présentant pour caractère une démangeaison insupportable et des exacerbations d'une grande intensité, pendant lesquelles de nouvelles papules surgissaient, produisant des démangeaisons violentes ; la peau était dure, notablement épaissie, sillonnée de cicatrices produites avec les ongles.

Prescriptions: Bains du Foulon, 40 minutes, alternant avec les douches tempérées, en arrosoir, de la Reine. Boisson à Salies, quatre verres par jour. Régime tonique et substantiel. Promenades à pied sur la montagne.

Guérison complète après un mois de ce traitement.

XXXIII. — Abcès du foie ouvert dans le poumon. — Persistance des accidents thoraciques.
(Observation du Dr BOURDETTES.)

M. E. O..., négociant de Bordeaux, 40 ans, a été atteint, au commencement de l'hiver, d'une hépatite aiguë terminée par un vaste abcès qui s'est ouvert dans le poumon et a été rejeté par la bouche. La convalescence a été longue et pénible.

Le malade est venu à Bagnères-de-Bigorre en octobre 1876, présentant l'état suivant : circulation normale; respiration courte ; toux sèche, sans expectoration ; oppression par moments, comme dans les crises légères d'asthme ; le malade ne peut faire que de petites promenades, obligé souvent de s'asseoir. Appétit faible ; digestions laborieuses. A l'auscultation, on trouve dans les bronches de gros râles muqueux ; à la base du poumon droit et en arrière, du gargouillement sur une étendue de deux millimètres environ, et en avant du souffle caverneux avec tintement métallique.

Traitement : Un verre d'eau le matin, à Santé, pour rétablir l'appétit ; demi-verre d'eau de Salies, additionné d'une grande cuillerée de sirop, le soir avant le repas et trois heures avant de se coucher. Exercice à pied, sans fatigue.

Après huit jours, l'appétit était meilleur, les forces avaient augmenté. La dose de l'eau de Salies fut successivement accrue jusqu'à quatre verres par jour, deux le matin et deux le soir.

La toux, sèche au début, devint grasse et fut suivie d'une expectoration abondante ; respiration plus facile, promenades plus longues.

A l'auscultation, le gargouillement constaté en arrière du poumon droit est presque imperceptible ; les râles muqueux sont plus rares, et le tintement métallique remplacé par du souffle amphorique très limité. Vers le 22 octobre, la saison devenant froide, le malade quitta Bagnères à regret, content de l'amélioration obtenue.

En juillet 1877, M. E. O... est revenu, impatient de recommencer l'usage de l'eau de Salies. Les résultats ont été de plus en plus heureux : expectoration abondante, dilatation complète de la cage thoracique, promenades faciles sur les coteaux environnants.

XXXIV. — Diabète.

(Observation du Dr Couzier.)

M. X..., prêtre des Missions étrangères, 45 ans, a habité longtemps les Indes. Il a toujours été bien portant, malgré les fatigues de son ministère. Ce n'est que depuis son retour en Europe, c'est-à-dire depuis deux ans, que sa santé s'est altérée et qu'il a vu ses forces diminuer progressivement. La vue s'est affaiblie. Le malade est sujet à de violentes hémicrânies à droite, se propageant autour de l'orbite. Les nuits sont presque sans sommeil et tourmentées par un état de malaise qu'il ne peut définir : c'est tantôt une sensation de chaleur sèche, tantôt des démangeaisons intolérables.

L'appétit est bon, sans exagération ; mais les digestions sont difficiles ; la langue est blanche ; la constipation est habituelle. M. X... est tourmenté par une soif continuelle ; il lui faut un grand effort de volonté pour se borner à trois carafes de limonade, en plus d'une demi-bouteille de bordeaux, qu'il boit à ses repas ; dans la soirée, boit trois ou quatre bols de thé. Les urines sont abondantes, pâles, poissent le linge. Chauffées avec la liqueur de Barreswill, elles accusent la présence du glucose. Le malade se nourrissant presque exclusivement de viandes saignantes et d'œufs, mangeant peu de pain, buvant du vin de Bordeaux à ses repas, je ne change rien à son régime. Le traitement consiste en trois verres d'eau de Salies matin et soir; eau ferrugineuse aux repas ; un bain russe tous les deux jours.; eau laxative de Labassère trois à quatre verres, une fois par semaine.

Après trois mois de traitement, amélioration très appréciable. La soif a diminué ; les urines, moins abondantes, contiennent encore du sucre, mais en quantité moins considérable. Le sucre. il est vrai, n'a pas été dosé, mais le linge est moins poisseux et le malade constate lui-même que l'évaporation de l'urine tombée sur le plancher ne laisse plus comme autrefois un résidu poisseux. Les forces ont augmenté ; le malade peut faire de longues promenades sans fatigue.

XXXV. — Lésion de la région dorsale de la main.

(Observation du Dr LACOSTE.)

Au mois de septembre 1877, je reçus la visite d'une dame, arrivée à Bagnères pour y faire subir un traitement thermal à sa fille, légèrement chlorotique. Ce fut presque par hasard qu'elle me parla d'une affection qu'elle portait depuis plus de six mois à la main droite et dont elle était fort tourmentée. Plusieurs médecins avaient été consultés ; une foule de pommades à base de plomb, d'arsenic, de mercure avaient été employées ; plusieurs cautérisations au nitrate d'argent avaient été faites. Le mal, loin de s'améliorer, ne faisait qu'augmenter.

Cette dame, âgée de 45 ans environ, d'un bon tempérament, n'ayant jamais eu de maladie sérieuse ni aucune affection cutanée, sans antécédents héréditaires de nature suspecte, avait vu, sans cause connue, le dos de sa main droite rougir insensiblement ; puis, la peau s'était indurée, des ulcérations s'étaient faites et laissaient échapper un pus séreux, parfois sanguinolent. Les soins du ménage étaient devenus à peu près impossibles.

Quand je la vis pour la première fois, je constatai sur le dos de la main droite une rougeur très intense avec des croûtes impétigineuses au milieu, s'étendant de la racine de l'index et du médius au poignet, sans occuper toute la largeur de la main : la peau était indurée dans toute son épaisseur, d'une consistance ligneuse, soulevée par places par du pus infiltré dans le tissu cellulaire sous-cutané et qui se faisait jour à travers des orifices et des fissures profondes. Tout semblait faire croire à une lésion organique grave s'irradiant vers les parties sous-jacentes. Nous nous demandâmes même si nous n'aurions pas à faire intervenir une opération chirurgicale. L'idée me vint cependant de faire l'essai des eaux de Salies, réputées si salutaires dans certaines affections cutanées. J'engageai la malade à prendre matin et soir un manuluve de 15 minutes environ avec l'eau de Salies, légèrement attiédie par le transport de la source à la maison. Chaque immersion était suivie de l'application de compresses trempées dans la même eau. Sous l'influence de ce traitement, institué pour ainsi dire en désespoir de cause, les croûtes sont tombées, la peau a repris son élasticité, les fissures se sont fermées, et au bout de quinze jours il ne restait plus qu'une couleur légèrement rosée. La malade a pu reprendre toutes ses occupations, et depuis six mois la guérison, qu'on avait tant de motifs de croire provisoire, ne s'est nullement démentie.

XXXVI. — Pleurodynie.

(Observation du Dr Bourdettes.)

M. J. D...., négociant en vin à Bordeaux, était depuis longtemps atteint de douleurs à la poitrine survenant par crises, surtout sous l'influence du brouillard. Il attribuait sa maladie aux exigences de sa profession, qui l'obligeait à descendre fréquemment dans les caves quand il était en transpiration. Le jour de son arrivée à Bagnères-de-Bigorre, en juillet 1880, il avait eu froid dans le train. La journée avait été pluvieuse ; il fut obligé de s'aliter à son arrivée, et, les douleurs devenant plus vives, il me fit inviter pendant la nuit à me rendre auprès de lui. M. J. D... se plaignait d'éprouver dans toute la poitrine des douleurs très vives, exaspérées par la toux et par les mouvements respiratoires. L'agitation était extrême; l'oppression, accompagnée d'un resserrement spasmodique de la poitrine, devenait de plus en plus vive, à tel point que le malade, ne sachant plus quelle position prendre, craignait à chaque instant de périr suffoqué.

Après m'être assuré par la percussion et l'auscultation qu'il n'existait aucune lésion du poumon, aucun épanchement dans les cavités pleurales, je cherchai à rassurer M. J. D..., qui fut si peu convaincu qu'il me pria d'informer sa famille de son état. Le lendemain, après d'abondantes transpirations, le calme était revenu, et après deux jours

de repos M. J. D... entreprit le traitement suivant : 1° Bains du Foulon, vingt-cinq minutes ; 2° Douches circulaires tempérées, cinq minutes ; 3° Boissons à Salies, un à deux verres matin et soir. Après le
vingt-cinquième jour, je conseillai des douches à vapeur. Le résultat
fut tel que le malade prolongea son séjour à Bagnères pour continuer
ce traitement, et partit fort satisfait de sa cure.

XXXVII. — Rhumatisme de la peau.
(Observation du Dr BOURDETTES.)

Mme E. M..., d'Angoulême, 45 ans, d'un tempérament nerveux,
menstruation irrégulière et douloureuse, mère de plusieurs enfants,
était atteinte depuis six à sept ans de douleurs de plus en plus violentes, siégeant tantôt à la tête, tantôt à la poitrine, surtout aux membres inférieurs. Ces douleurs avaient débuté par une augmentation de
la sensibilité normale, puis elles étaient devenues intolérables, au
point de produire l'insomnie. Il lui semblait qu'on enfonçait des épin-
gles dans les parties affectées. Le moindre frottement exaspérait ses
douleurs, qui semblaient au contraire diminuer par la pression des
mains. La peau était constamment en moiteur et le pouls s'élevait
souvent à 80 ou 85 pulsations. Dans les premiers temps, cette affection survenait par crises d'une durée de quatre à cinq jours, qui cé-
daient assez facilement par les moyens ordinaires. Mais depuis trois
mois ses crises étaient plus fréquentes et plus douloureuses ; la malade avait perdu le sommeil et l'appétit, et, malgré les assurances que
lui donnaient les médecins de sa localité, elle se montrait fort préoc-
cupée de son état. Je conseillai les bains du Foulon, les douches de la
Reine et les boissons de Salies ; je complétai le traitement par six
bains de vapeur. L'amélioration fut rapide et la guérison s'est maintenue.

XXXVIII. — Rhumatisme musculaire général.
(Observation du Dr BOURDETTES.)

M. de K... ministre d'État d'un royaume du Nord, âgé de 60 ans,
d'une constitution lymphatique, était depuis longtemps atteint de
rhumatisme musculaire général avec élancements douloureux sur
toutes les parties du corps. Il était obligé d'aller passer à Nice tous les
hivers. Après avoir sans résultats fréquenté plusieurs années consé-

cutives les stations des bords du Rhin, sur les conseils de son médecin, il se rendit à Bagnères-de-Bigorre, en juillet 1876. M. de K... se plaignait alors d'une constriction d'abord supportable, mais qui prenait bientôt une intensité extrême, pour cesser brusquement, constriction qui se montrait sur différentes parties du corps, notamment à la poitrine et aux membres inférieurs. Ces crises se produisaient souvent dans le jour, et les douleurs étaient parfois si vives qu'elles lui arrachaient des cris et l'obligeaient à s'arrêter. La nuit, les douleurs étaient encore plus intolérables ; le sommeil était brusquement interrompu et l'agitation devenait extrême.

Je conseillai des bains au Foulon, de 25 minutes, le matin, et une douche tiède en arrosoir, de la Reine, de 5 min., le soir. Après huit jours de ce traitement, M. de K... éprouvait une amélioration évidente. Les contractions musculaires étaient moins fréquentes et moins douloureuses. Il pouvait faire des promenades plus longues et le sommeil n'était plus interrompu.

Je fis prolonger l'action du bain jusqu'à 30 minutes et la douche jusqu'à 10 minutes. Après le 26me bain, le malade se trouvait tout à fait soulagé. Je conseillai 6 bains de vapeur qui achevèrent la cure si bien commencée. M. de K... partit complétement satisfait, promettant de revenir la saison suivante. Il revint, en effet, à Bagnères, en juin 1877, et m'affirma que le traitement suivi l'année précédente lui avait donné les meilleurs résultats et lui avait permis de séjourner l'hiver dans son pays. Malgré l'excessive humidité du climat, il avait bien moins souffert que par le passé. Je conseillai des bains au Foulon de 30 minutes et les douches tempérées, en arrosoir à forte pression, de la Reine pendant dix minutes. Après le 25me bain, je conseillai les bains de vapeur avec massage général ; après cette deuxième épreuve, M. de K... partit, convaincu que les eaux de Bagnères-de-Bigorre le délivreraient complètement de ses tortures passées ; il est depuis un fidèle client de la station.

XXXIX. — Sciatique rebelle.

(Observation du Dr BOURDETTES.)

M. L.V..., de Narbonne, âgé de 40 ans, d'un tempérament sanguin, était depuis plusieurs années tourmenté par une sciatique rebelle qu'il attribuait à un logement humide qu'il avait cessé d'habiter ; la maladie présentait pour caractère principal une douleur très-vive siégeant dans la région lombaire au-dessus du sacrum, s'exaspérant par la marche et la pression du doigt. Le malade ne pouvait guère quitter le lit et marchait péniblement appuyé sur une canne, le corps plié en deux, obligé de s'arrêter et de s'asseoir sur tous les bancs. Les membres inférieurs étaient notablement amaigris, les muscles en voie d'atrophie, et les pieds souvent engourdis. ; il était complètement découragé, se croyant atteint d'une véritable lésion de la moelle épinière. La douleur et les insomnies avaient notablement affaibli ses facultés intellectuelles. En août 1881, il se rendit à Lourdes en pèlerinage, et, sur l'avis d'un médecin de cette ville, il vint à Bagnères-de-Bigorre. Je lui prescrivis le traitement suivant : Bains du Foulon de 20 minutes, et douches tempérées, en arrosoir, de la Reine, de deux minutes. Celles-ci ayant provoqué des douleurs, le malade prit seulement des bains pendant dix jours. Après le douzième, les douches furent supportées ; une amélioration sensible se manifestait vers le dix-huitième ; les douleurs encore provoquées par la marche étaient cependant supportables ; le sommeil et l'appétit étaient revenus et il pouvait marcher un certain temps sans être obligé de s'arrêter à chaque instant. Vers le quinzième jour, j'augmentai la durée du bain et de la douche. Après un mois de ce traitement, M. L. V... constatait une amélioration qu'il avait désespéré d'obtenir. Le corps s'était redressé ; les jambes revenaient à leur état normal ; le malade pouvait rester longtemps debout sans fatigue. Je conseille, comme complément du traitement, une douzaine de douches à vapeur. Le résultat fut tel que M. L. V... partit quarante-cinq jours après ce traitement, satisfait et vantant les bienfaits des eaux de Bagnères-de-Bigorre avec tout l'enthousiasme méridional.

J'ai eu l'occasion de revoir ce malade en septembre 1881 : l'amélioration s'était maintenue et il n'avait éprouvé que des crises légères dont il espérait se débarrasser complètement par le même traitement. Mais, vers le septième jour, il fut rappelé dans sa famille par une dépêche.

FIN.

TABLE DES MATIÈRES

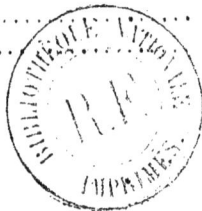

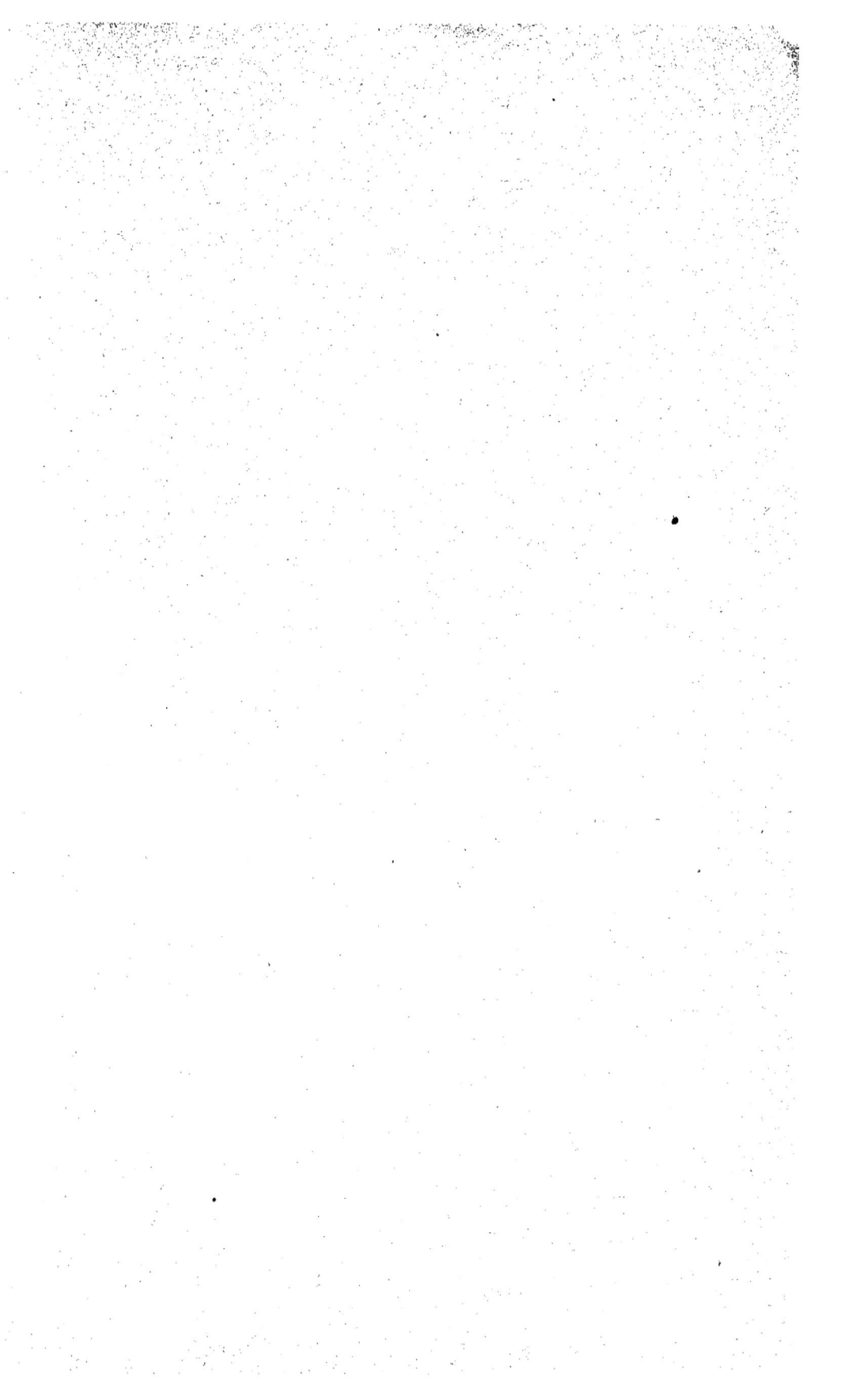

www.ingramcontent.com/pod-product-compliance
Lightning Source LLC
Chambersburg PA
CBHW071449200326

41519CB00019B/5677